Chi kung
para la salud prostática
y el vigor sexual

Chi kung
para la salud prostática
y el vigor sexual

Un manual de ejercicios
y técnicas sencillas

Mantak Chia y William U. Wei

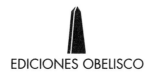

EDICIONES OBELISCO

Si este libro le ha interesado y desea que le mantengamos informado
de nuestras publicaciones, escríbanos indicándonos qué temas son de su interés
(Astrología, Autoayuda, Ciencias Ocultas, Artes Marciales, Naturismo,
Espiritualidad, Tradición…) y gustosamente le complaceremos.

Puede consultar nuestro catálogo en www.edicionesobelisco.com

*Los editores no han comprobado la eficacia ni el resultado de las recetas,
productos, fórmulas técnicas, ejercicios o similares contenidos en este libro.
Instan a los lectores a consultar al médico o especialista de la salud ante
cualquier duda que surja. No asumen, por lo tanto, responsabilidad alguna
en cuanto a su utilización ni realizan asesoramiento al respecto.*

Colección Salud y vida natural
Chi kung para la salud prostática y el vigor sexual
Mantak Chia y William U. Wei

1.ª edición: marzo de 2016

Título original: *Chi Kung for Prostate Health and Sexual Vigor*

Traducción: *Antonio Cutanda*
Maquetación: *Isabel Estrada*
Corrección: *M.ª Ángeles Olivera*
Diseño de cubierta: *Enrique Iborra*

© 2012, 2013, North Star Trust
Publicado por acuerdo con Destiny Books, división de Inner Traditions Int.
(Reservados todos los derechos)
© 2016, Ediciones Obelisco, S. L.
(Reservados los derechos para la presente edición)

Edita: Ediciones Obelisco S. L.
Pere IV, 78 (Edif. Pedro IV) 3.ª planta 5.ª puerta
08005 Barcelona - España
Tel. 93 309 85 25 - Fax 93 309 85 23
E-mail: info@edicionesobelisco.com

ISBN: 978-84-9111-076-7
Depósito Legal: B-5.098-2016

Printed in Spain

Impreso en España en los talleres gráficos de Romanyà/Valls S.A.
Verdaguer, 1 - 08786 Capellades (Barcelona)

Agradecimientos

El personal de Universal Tao Publications, relacionado con el desarrollo y la producción de *Chi kung para la salud prostática y el vigor sexual,* desea expresar su profunda gratitud a las múltiples generaciones de maestros taoístas que legaron su linaje durante milenios a través de una transmisión oral ininterrumpida. Damos las gracias al maestro taoísta I Yun (Yi Eng) por habernos transmitido las fórmulas de la alquimia interior taoísta.

Queremos expresar nuestra eterna gratitud a nuestros progenitores y maestros por los muchos dones que nos legaron. El mero hecho de recordarlos nos produce una inmensa alegría y una profunda satisfacción por poder ofrecer el sistema taoísta de sanación universal. Como siempre, su aportación ha sido determinante en la presentación de los conceptos y las técnicas del tao de la sanación universal.

Nos gustaría dar las gracias a los miles de hombres y mujeres desconocidos de las artes curativas chinas, que desarrollaron muchos de los métodos e ideas que se presentan en este libro. Expresamos nuestra gratitud a Bob Zuraw, por su bondad y por compartir sus técnicas curativas y sus conocimientos taoístas.

Damos las gracias también a tantas personas como han colaborado en la presentación final de este libro: al personal editorial y de producción de Inner Traditions/Destiny Books, por sus esfuerzos para perfeccionar el texto y desarrollar esta novedosa edición del libro, y a Nancy Yeilding, por la línea editorial de esta nueva edición.

Y, finalmente, queremos dar las gracias, especialmente a nuestro equipo de producción tailandés: Hirunyathorn Punsan, Saysunee Yongyod, Udon Jandee y Saniem Chaisam.

Cómo poner en práctica el *Chi kung para la salud prostática y el vigor sexual*

Las prácticas que se detallan en este libro han sido utilizadas con éxito desde hace miles de años por innumerables expertos taoístas formados a través de una instrucción personal. De ahí que sugiramos a los lectores de este libro que no lleven a cabo estas prácticas sin haber recibido previamente la transmisión y la formación personal de un profesor cualificado del tao de la sanación universal, dado que determinadas prácticas, si no se realizan de la manera adecuada, pueden ser perjudiciales o generar trastornos en la salud. Este libro no pretende otra cosa que complementar la formación individual ofrecida en el tao de la sanación universal, así como servir de guía de referencia para estas prácticas. Cualquier persona que realice estos ejercicios basándose exclusivamente en este libro lo hará, por tanto, bajo su exclusiva responsabilidad.

Las meditaciones, prácticas y técnicas que se describen aquí no pretenden reemplazar ni constituirse en alternativa de tratamiento alguno ni atención que puedan recibirse por parte de los profesionales de la medicina. Si el lector padece algún trastorno de carácter mental o emocional, deberá consultar con un profesional cualificado de la atención sanitaria, pues tales problemas deberían de corregirse antes de comenzar esta formación.

Ni el tao de la sanación universal ni su personal y profesores serán responsables de las consecuencias de cualquier práctica o mal uso de la información contenida en este libro. Si el lector realiza algún ejercicio sin seguir estrictamente las instrucciones, notas y advertencias, la responsabilidad deberá recaer exclusivamente en él.

Este libro no pretende ofrecer en modo alguno diagnósticos, tratamientos, recetas o remedios relacionados con enfermedad alguna, dolencia, padecimiento o trastorno físico.

Introducción

Después de más de cincuenta años enseñando la práctica diaria del chi kung prostático a través del sistema del tao de la sanación universal, nos resulta difícil creer que el 70 % de los hombres de más de sesenta años padezca de disfunciones de la glándula prostática o, incluso, cáncer de próstata, una enfermedad que les lleva, en última instancia, a la muerte. Las sencillas técnicas del chi kung prostático permiten al hombre entrar, literalmente, en contacto con su zona urogenital y eliminar tales problemas y molestias mediante un simple contacto realizado con las intenciones precisas. A sugerencia de Ehud Sperling, editor de Inner Traditions/ Destiny Books, hemos recopilado en este libro una serie de técnicas y ejercicios diarios del tao de la sanación universal que potencian la salud prostática y el vigor sexual. El declive del aparato urogenital no es algo inevitable en los hombres mayores y, de hecho, con esta sencilla práctica diaria, el sistema prostático y urogenital pueden mantener un adecuado funcionamiento hasta bien avanzada edad.

El cáncer es un crecimiento incontrolado de células defectuosas que se alimentan del organismo para mantener su crecimiento. Cuando una célula queda dañada o se ve alterada de algún modo y el organismo no puede restaurarla, normalmente muere. Sin embargo, las células cancerosas, llamadas también células malignas o tumorales, proliferan y terminan por desarrollar un conglomerado de células cancerosas. A muchos cánceres, y muchas células defectuosas que componen el tejido canceroso se los identifica por el nombre del tejido a partir del cual se originan, como el cáncer de pulmón, el cáncer de próstata o el cáncer de colon. El cáncer de la glándula prostática, que es un órgano del aparato reproductor masculino, es la enfermedad maligna más común entre los varones estadounidenses, y la segunda causa de muerte por cáncer, tras el cáncer de pulmón.

La glándula prostática está situada en la base o salida (cuello) de la vejiga urinaria. Esta glándula envuelve la primera sección de la uretra, el conducto a través del cual pasa la orina desde la vejiga para salir por el pene. Una de las funciones de la glándula prostática consiste en ayudar a controlar la micción, al presionar directamente contra las paredes de la uretra. Pero la función principal de la próstata es la de producir algunas de las sustancias que se encuentran normalmente en el semen, el fluido que transporta el esperma para la reproducción.

En un hombre joven, la glándula prostática normal tiene el tamaño de una nuez; pero, a medida que envejecemos, la glándula aumenta de tamaño. A este crecimiento hormonal con la edad se le denomina hiperplasia prostática benigna (HPB), y es una alteración que no guarda relación alguna con el cáncer de próstata. Sin embargo, tanto la HPB como el cáncer de próstata pueden provocar problemas similares en los hombres mayores. El crecimiento de la glándula prostática puede presionar en la salida de la vejiga o en la uretra, dificultando con ello la evacuación de la orina. Entre los síntomas resultantes más habituales se encuentran la ralentización del chorro urinario y tener que orinar con más frecuencia, especialmente por las noches. Pero el cáncer de próstata, además de provocar problemas en la micción, puede provocar también dolor, problemas durante las relaciones sexuales o, incluso, disfunción eréctil.

El cáncer de próstata suele desarrollarse en los hombres a partir de los cincuenta años; y, aunque es uno de los tipos de cáncer más extendidos entre los hombres, muchos de ellos no manifiestan síntomas, no reciben ningún tipo de terapia y terminan falleciendo por causas ajenas a este cáncer, como pueden ser las enfermedades cardíacas o circulatorias, la neumonía, cánceres de otros tipos o, simplemente, por la propia vejez.

Esto ocurre porque el cáncer de próstata, en la mayoría de los casos, es de crecimiento lento y no manifiesta síntomas. Sin embargo, hay otros casos de cáncer de próstata muy agresivos en los cuales las células cancerosas se desprenden del tumor original, viajan a través de los sistemas circulatorio y linfático, y se alojan en otras zonas del organismo, particularmente en los huesos y en los nodos linfáticos, donde reinician su incontrolado ciclo de crecimiento. A esto se le denomina cáncer metastásico de próstata. En dos tercios de los casos, el crecimiento es lento, en tanto que en el tercio restante el cáncer es más agresivo y se desarrolla con suma rapidez.

Según la Sociedad Americana del Cáncer, el riesgo estimado de contraer un cáncer de próstata a lo largo de la vida es del 17,6 % en el caso de los caucásicos y del 20,6 % en el de los afroamericanos; y el porcentaje de fallecimiento por esta causa es del 2,8 % y del 4,7 % respectivamente. Como se puede ver por estas cifras, es muy posible que el cáncer de próstata afecte en la vida de una proporción significativa de hombres que actualmente se hallan con vida. Con el transcurso de los años, no obstante, el índice de mortalidad por causa de esta enfermedad ha ido descendiendo progresivamente gracias a su detección precoz, por lo que actualmente hay más de 2 millones de hombres en Estados Unidos que siguen con vida después de haber sido diagnosticados de cáncer de próstata en algún momento de su existencia. La edad y la salud general del hombre, la extensión de la metástasis y la respuesta al tratamiento inicial son muy importantes a la hora de determinar el resultado de la enfermedad.

El cáncer puede ser provocado por cualquier cosa que genere un desarrollo atípico en una célula normal del organismo, tal como un estancamiento en el flujo de energía, un bloqueo de la energía o una dieta inadecuada. Seguimos sin conocer algunas de las causas del cáncer, mientras que sabemos que otros cánceres se desarrollan a partir de más de una de las causas conocidas. En algunos casos se pueden desarrollar a partir de la constitución genética del hombre, si bien en muchas circunstancias el cáncer de próstata se desarrolla debido a una combinación de todos los factores antes especificados.

La alimentación y el sexo son los más intensos apetitos de la humanidad y, desde el punto de vista taoísta, nos ofrecen también la posibilidad de practicar los más destacados ejercicios curativos, siempre y cuando sepamos bien cómo utilizarlos para sanar nuestro organismo. Desde el sistema del tao de la sanación universal, y tal como se ha demostrado en las ediciones de Destiny Books de varios libros del tao de la sanación universal –especialmente *Reflexología sexual* (ejercicios para la glándula prostática),[1] *Nei Kung de la médula ósea* (masaje genital y levantamiento de pesas chi),[2] *Detox* cósmica (limpieza de las puertas frontal y trasera del cuerpo),[3] y *Cosmic Nutrition* (dieta para la prevención del cáncer)–, hemos reunido una secuencia de prácticas diarias de chi kung prostático que equilibrarán y mantendrán la salud de la glándula prostática.

Los ejercicios para la próstata, las técnicas de masaje genital y el levantamiento de pesas chi constituyen en su conjunto lo que se conoce en el sistema del tao universal como Nei Kung de la médula ósea. *Nei Kung* significa «practicar con el poder interno», y el Nei Kung de la médula ósea es un arte taoísta de trabajo sobre uno mismo que emplea técnicas mentales y físicas para rejuvenecer la médula ósea, mejorando así la sangre y estimulando la fuerza vital interior.

El Nei Kung de la médula ósea se superpone a los tres enfoques taoístas principales sobre la energía sexual: el amor curativo, el masaje energético sexual y el levantamiento de pesas chi. Estos tres métodos se utilizan para incrementar la energía sexual y hormonal en el organismo, proporcionando así los medios para desarrollar la fuerza personal.

Las prácticas del amor curativo permiten a la persona conservar la energía sexual, estimulan el cerebro y rejuvenecen los órganos y las glándulas con el fin de potenciar la producción de ching chi (energía sexual).

---

1. Mantak Chia, *Reflexología sexual: Activando los puntos taoístas del amor*. Publicado en español por Neo-Person, 2003.
2. Mantak Chia, *Nei Kung de la médula ósea*. Publicado en español por Editorial Sirio, 2001.
3. Mantak Chia, *Detox cósmica: Un enfoque taoísta para la purificación interna*. Publicado en español por EDAF, 2015.

Estas técnicas invierten el flujo habitual de la energía sexual hacia el exterior durante la fase del orgasmo e impulsan el ching chi hacia arriba, con lo que se potencian las capacidades curativas internas. Sin embargo, la liberación de ching chi en el organismo mediante el masaje energético sexual o el levantamiento de pesas chi presupone la existencia de abundante ching chi en el centro sexual. Si uno padece impotencia crónica, deficiencias renales o cualquier otra disfunción de los órganos internos, los métodos del amor curativo permitirán acumular ching chi antes de intentar hacer algo con los otros dos métodos.

En este libro, los ejercicios derivados de la práctica del amor curativo se utilizan como técnicas no sexuales que permiten rejuvenecer los órganos internos y las glándulas mediante la energía sexual. Las prácticas del amor curativo, como la respiración testicular, la compresión escrotal y la cerradura de poder, se pueden encontrar en el capítulo 1, «Ejercicios para la glándula prostática». También en el capítulo 1 hallarás algunos ejercicios para principiantes, como el cultivo de la energía de los cinco elementos mediante el masaje de los órganos internos, los ejercicios de respiración y los ejercicios del músculo pubococcígeo (PC).

En tanto que el amor curativo previene la pérdida del ching chi y rejuvenece el sistema interno, el masaje energético sexual, que se presenta en el capítulo 2, libera las elevadas concentraciones de ching chi en el organismo a fin de regenerar la médula ósea y estimular las glándulas endocrinas. Mediante su uso combinado, estas dos prácticas constituyen un método de diseminación de la energía sexual más seguro que el del levantamiento de pesas chi. En el capítulo 2 se incluyen también otras formas de masaje genital, como el estiramiento enérgico del pene, y los ejercicios del ordeño de pene y el masaje de paño.

El levantamiento de pesas chi, que se presenta en el capítulo 3, es el ejercicio definitivo para la liberación de la energía sexual en el organismo. Esta práctica proporciona una abundancia excepcional de ching chi para rejuvenecer la médula ósea, al tiempo que libera enormes cantidades de hormonas sexuales, que estimulan la glándula pituitaria y previenen así el envejecimiento. Por otra parte, esta técnica ejercita las conexiones fasciales entre los genitales y el sistema interno, fortaleciendo así órganos y glándulas.

Sin embargo, el levantamiento de pesas chi es un ejercicio avanzado, por lo que no debería de realizarse sin la formación adecuada. De hecho, incluso después de recibir instrucción en el tao universal, un alumno debe de proceder con suma cautela a la hora de levantar pesos ligeros con los genitales. En este contexto, el masaje energético sexual se utiliza antes y después del levantamiento de pesas chi; con anterioridad, para preparar los genitales; y, posteriormente, para potenciar la circulación en el centro sexual, con lo cual se evita la formación de coágulos de sangre. Las prácticas del amor curativo que precisan excitación sexual ya no son necesarias, porque el levantamiento de pesas chi proporciona al organismo abundantes cantidades de ching chi. No obstante, el amor curativo debe practicarse durante las relaciones sexuales, a menos que la pareja esté buscando procrear y se halle en el momento preciso para ello.

La salud prostática debe sustentarse también con una adecuada alimentación y una concienzuda higiene corporal, especialmente en «las puertas delantera y trasera». De estos temas se hablará en el capítulo 4. Finalmente, en el capítulo 5 se ofrece una versión resumida de todos los ejercicios con el fin de hacer más fácil el trabajo.

Todas estas prácticas te ayudarán a disolver cualquier bloqueo energético que puedas tener en la región pélvica, abriendo los senderos energéticos y preservando el funcionamiento óptimo de la glándula prostática hasta una avanzada edad. De este modo, mantendrás tu capacidad para orinar de la forma adecuada y rejuvenecerás tu vitalidad sexual, al tiempo que conservas una vida sexual sin molestias, dolores o problemas funcionales.

1

Ejercicios para la glándula prostática

En Oriente, al igual que en Occidente, el ejercicio es determinante para mantener la salud. Sin embargo, en lo relativo a la energía sexual, los maestros orientales llevaron el ejercicio hasta un nivel superior. Para potenciar nuestra energía sexual, y así mejorar nuestros sentidos y todo nuestro organismo, las tradiciones orientales desarrollaron ejercicios que se centran específicamente en la zona sexual. En el tao, los ejercicios sexuales no son simplemente una forma de fomentar el placer sexual o de hacerse más atractivo. De hecho, estos ejercicios constituyen el medio para disfrutar de un cuerpo mucho más vigoroso y saludable, una forma de hacerse más sensible a emociones más profundas e intensas, y de cultivar la energía espiritual.

La zona sexual es el fundamento de la salud de una persona, y en la pelvis se concentra un inmenso número de terminaciones nerviosas, de venas y arterias. Aquí se hallan situados algunos tejidos que están vinculados con cada centímetro cuadrado de nuestro cuerpo, y los principales meridianos de la acupuntura que transportan la energía a los órganos vitales pasan por esta región. Si en esta zona existe algún bloqueo o debilidad, la energía se disipará, y los órganos y el cerebro se verán afectados por ello. Puedes hacerte una primera impresión de lo que supone esta red de conexiones en la figura 1.1.

Del mismo modo que los ejercicios sexuales taoístas están diseñados para recargar energéticamente el cerebro, mejorar la circulación y esti-

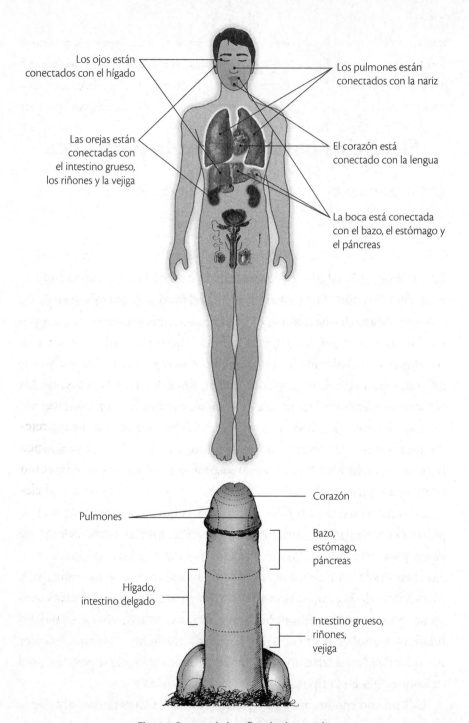

Los ojos están
conectados con el hígado

Los pulmones están
conectados con la nariz

Las orejas están
conectadas con
el intestino grueso,
los riñones y la vejiga

El corazón está
conectado con la lengua

La boca está conectada
con el bazo, el estómago y
el páncreas

Corazón

Pulmones

Bazo,
estómago,
páncreas

Hígado,
intestino delgado

Intestino grueso,
riñones,
vejiga

Fig. 1.1. Puntos de la reflexología sexual

mular el flujo nervioso, además de fortalecer el diafragma urogenital y tonificar la energía de los órganos sexuales, las prácticas que fortalecen los órganos internos potencian, a su vez, la energía sexual. Ése es el motivo por el cual recomendamos comenzar con ejercicios básicos, con los que podrás cultivar la energía de los órganos.

Los órganos internos y la energía de los cinco elementos

> *Las cinco energías elementales de la madera, el fuego, la tierra, el metal y el agua abarcan la totalidad de los fenómenos de la naturaleza. Y éste es un paradigma que se aplica igualmente a los seres humanos.*
>
> CLÁSICO DE MEDICINA INTERNA DEL EMPERADOR AMARILLO (SIGLO II A.C.)

La capacidad sexual, que es un aspecto de la compatibilidad y el comportamiento humanos, se deriva principalmente de la fortaleza de los órganos internos. En la medicina china tradicional, los órganos internos son mucho más que los órganos en sí, en tanto en cuanto hacen referencia a la calidad de la energía descrita en los cinco elementos, cinco fases del movimiento cíclico de la energía, tanto en la naturaleza como en nosotros mismos. Por ejemplo, el corazón está relacionado con el elemento fuego, que es un elemento expansivo, radiante, brillante y cálido. La estación del corazón, así pues, es el verano, que comparte las mismas cualidades energéticas.

Cada órgano está relacionado asimismo con un elemento mental y emocional, de tal modo que cada uno de ellos tiene unas características energéticas, físicas, emocionales y espirituales específicas. En el cuerpo humano, el objetivo de las prácticas taoístas estriba en conservar la armonía entre los cinco elementos. Cuando los cinco elementos son armónicos, el cuerpo, la mente y el espíritu están en equilibrio.

La salud de los órganos internos se ve afectada en gran medida por la energía sexual, es decir, la energía sexual es la esencia de los órganos internos. El organismo extrae su mejor energía, especialmente de los órganos, para producir esperma u óvulos, de modo que, cuando la energía sexual está desequilibrada, esto se refleja en los órganos internos, y cuando uno o más órganos internos están desequilibrados, la energía sexual se ve necesariamente afectada. Los órganos internos y la energía sexual se reflejan mutuamente; cuando un sistema mejora, el otro también lo hace.

Una manera muy sencilla de elaborar y distribuir energía a través de los órganos consiste en sentarse en el borde de una silla para, a continuación, inspirar relajadamente mientras se contrae el pene y se empuja la energía hacia arriba por la espina dorsal desde el pene hasta los órganos en el torso (*véase* fig. 1.2). La mejor manera de mantener en equilibrio y armonía los cinco elementos es mediante las prácticas básicas del tao curativo conocidas como la sonrisa interior, la órbita microcósmica y los seis sonidos curativos. Estas técnicas se presentan en el capítulo 5, «Resumen del chi kung prostático».

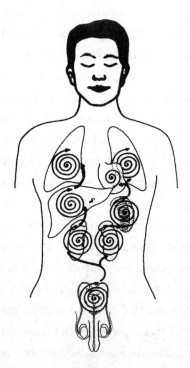

Fig. 1.2. Extraer y subir en espiral la energía a través de los órganos

El masaje es otra buena manera de incrementar la energía en el centro sexual, una técnica que se viene utilizando desde hace miles de años para fomentar la salud, la relajación y la longevidad. El motivo por el cual el masaje es tan beneficioso es porque libera las tensiones reprimidas provocadas por el estrés, además de restablecer la comunicación entre la mente y el cuerpo. El masaje tiene una gran importancia para la salud en cuanto mejora la circulación, libera las tensiones musculares y genera energías positivas.

Los riñones y el elemento agua

En la medicina taoísta, los riñones son uno de los cinco sistemas orgánicos vitales, y constituyen la principal fuente de energía. Cuando los riñones están plenos de energía, uno se siente activo, alegre, lleno de vigor y con abundante energía sexual. Esto se debe al hecho de que la salud de los riñones está directamente relacionada con la salud de sus órganos correspondientes, los genitales, y en consecuencia con el funcionamiento y la capacidad sexuales. En la medicina china, los riñones representan al elemento agua en el organismo. Por otra parte, el agua está relacionada con la virtud de la amabilidad y con la emoción negativa del miedo.

El masaje de riñones

Estimular y dotar de energía a los riñones es de todo punto crucial para desarrollar una saludable energía sexual.

1. Sitúa ambas manos sobre los riñones, en la parte baja de la espalda, justo encima de la última costilla.
2. Comienza masajeando vigorosamente la zona lumbar con las palmas de las manos, sintiendo cómo penetra profundamente el calor en los riñones. Frota con fuerza desde la parte baja de la espalda, sobre los riñones, y baja hasta el sacro. Siente cómo se abre y se llena de energía toda esta región.

3. Después de unos cuantos minutos de masaje, posa las palmas de las manos sobre la zona lumbar y proyecta energía desde tus manos a los riñones. Visualiza una luz azul brillante que penetra hasta ellos y transforma toda energía negativa en positiva.

Golpeteo

Otra manera sumamente beneficiosa de estimular los riñones es mediante un suave golpeteo en la zona inferior de la espalda, de forma muy suave, con el puño suelto.

1. Localiza los riñones justo sobre la última costilla, una costilla flotante, en la espalda, a ambos lados de la columna vertebral. Cierra el puño y golpea los riñones con el dorso, con la zona que va desde las muñecas a los nudillos (*véase* fig. 1.3). No debes golpearte con tanta fuerza como para que el golpeteo llegue a hacerse molesto. Golpea de arriba abajo, hasta el sacro, y vuelve a subir hasta los riñones, transmitiendo esta vibración a toda la zona baja de la espalda. Haz esto unas 9 veces.

2. Alterna las manos y los lados de la espalda.

3. Frótate las manos para calentarlas y, a continuación, frota con las manos arriba y abajo sobre los riñones hasta que los sientas calientes.

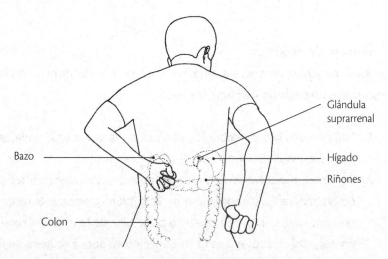

Fig. 1.3. El golpeteo en los riñones los ayudará a desprenderse de los sedimentos

El masaje de orejas

Las orejas, según la medicina tradicional china, son una prolongación de la energía de los riñones, y una forma de estimular la energía en ellos es mediante el masaje de orejas (*véase* fig. 1.4). Las orejas tienen más de 120 puntos de presión, y su estimulación activa directamente la energía sexual. Ése es el motivo por el que las parejas por lo general se besan, se muerden y se acarician las orejas el uno al otro.

Toma la oreja entre el pulgar y el índice y, simplemente, masajéala en su totalidad, presionando con fuerza para estimular la energía en todo el organismo.

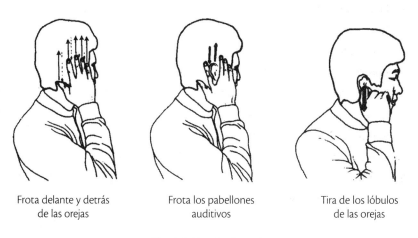

Frota delante y detrás
de las orejas

Frota los pabellones
auditivos

Tira de los lóbulos
de las orejas

Fig. 1.4. Masaje de orejas

El corazón y el elemento fuego

El corazón tiene una estrecha relación con el centro sexual, está asociado con el elemento fuego y es el centro energético de la pasión y el afecto. Se le tiene por el «rey» de todos los órganos internos, haciendo circular la sangre y la energía por todo el sistema. El elemento fuego está relacionado con las virtudes del amor y la alegría, y con las emociones negativas del odio y la crueldad. Las emociones negativas se evocan cuando la energía no fluye en el corazón, o bien cuando la energía se congestiona en él. ¿Te has percatado alguna vez de que, cuando no comunicas lo que tienes en el corazón y te guardas las emociones, tienes una sensación de congestión? Así es como se forma la energía negativa, pues la energía se vuelve negativa cuando no fluye.

La energía atascada en el corazón es uno de los principales problemas sexuales a los que nos enfrentamos. Cuando la energía está bloqueada en el corazón, es difícil tener sentimientos profundos y conectar con tu pareja. Por ejemplo, cuando alguien en una relación no comunica lo que alberga en su pecho, esa energía se congestiona, dando lugar a emociones negativas. El hecho de expresar lo que albergamos en nuestro corazón de una manera controlada libera esa energía y la transforma en algo positivo. Por otra parte, es muy saludable establecer una conexión íntima entre el corazón y el centro sexual. El tao considera la energía amorosa y la energía sexual como las más poderosas del cuerpo humano.

La energía del fuego está relacionada con el entusiasmo y la alegría, y es la energía ígnea del corazón la que abre el centro sexual. Éste es el motivo por el cual el mero hecho de enamorarse lleva directamente al deseo sexual. También es el motivo por el que muchas de las meditaciones taoístas se centran en equilibrar el corazón y el centro sexual. Incluso las meditaciones taoístas de alto nivel, denominadas Kan y Li (Fuego y Agua) trabajan para unificar estas dos energías y movilizar su potente energía por todos los meridianos del cuerpo.

El masaje del pecho para abrir el corazón
Masajea el pecho con los dedos o los nudillos (*véase* fig. 1.5). Los nudillos son muy útiles cuando lo que buscas es una presión más profunda.

1. Localiza las zonas más blandas a lo largo del esternón y entre las costillas en el pecho. Presiona en esas zonas suavemente, hasta que sientas una especie de liberación.
2. Es especialmente beneficioso dedicar cierto tiempo a masajear el esternón, liberando la energía emocional que haya podido quedar congestionada en el centro cardíaco.

3. Para finalizar, pon las manos sobre el pecho y proyecta su energía en la zona del corazón. Visualiza un resplandor rojo brillante, cálido, en el corazón, y siente la conexión entre el corazón y el centro sexual.

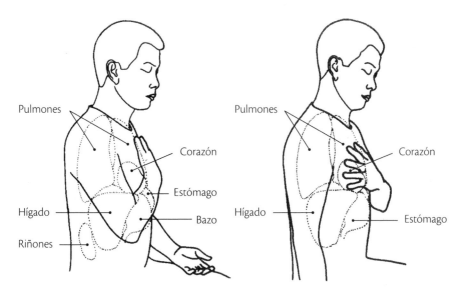

Fig. 1.5. Pon la palma de la mano sobre el pecho para abrir el corazón

El chi kung de la lengua

La lengua es el órgano sensorial del elemento fuego y la prolongación energética del corazón (*véase* fig. 1.6), de modo que ejercitar la lengua es una magnífica manera de abrir el corazón y activar la energía sexual. Existe una potente conexión entre la lengua, el corazón y el centro sexual, y ése es el motivo por el cual los amantes se besan con la lengua. En algunas culturas, besarse con la lengua es algo tan íntimo como hacer el amor.

1. Para este ejercicio, has de llevar la punta de la lengua a la parte frontal de los incisivos superiores, por dentro de los labios. Luego, haz círculos con la lengua de arriba abajo, por el interior de los labios superior e inferior.

25

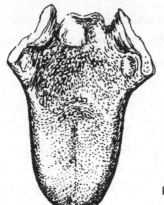

Fig. 1.6. La lengua

2. Sigue haciendo círculos por la parte frontal de los dientes y el interior de los labios. Hazlo 36 veces, y luego cambia la dirección de los giros.

3. Después, masajea con fuerza la superficie de la lengua contra el paladar. Siente el calor que se genera en la cabeza y por todo el cuerpo. Ese calor es una buena señal, pues indica que el elemento fuego se ha activado en el corazón y en el centro sexual. Masajea la lengua contra el paladar superior al menos 36 veces.

Los pulmones y el elemento metal

Los pulmones son los órganos de la respiración, y nos mantienen íntimamente conectados con el universo. Al inspirar, introducimos el universo en nuestro cuerpo y, al espirar, devolvemos parte de nosotros mismos al universo. La respiración es una metáfora de este intercambio dinámico de energía, representa el dar y el recibir, el flujo y el reflujo, lo masculino y lo femenino. Observando simplemente la dinámica de la respiración estaremos presenciando el equilibrio entre el yin y el yang,[4] así como el flujo constante y el intercambio de fuerza vital en el universo.

---

4. El yin es análogo a la carga negativa, y representa una energía fría y suave, frecuentemente asociada con la feminidad. El yang es la carga positiva, y representa una energía cálida y volátil, característica de la masculinidad.

Nuestros patrones respiratorios afectan al modo en que nos sentimos. Cuando nos excitamos sexualmente, la respiración se hace profunda y plena, bombeando energía a todo el organismo. Así, si la energía de los pulmones es débil o está congestionada, va a ser difícil que nos excitemos. Por otra parte, la energía negativa de los pulmones da lugar a la depresión. La depresión es una de las principales causas de impotencia y de una energía sexual deficiente. Sin embargo, cuando la energía fluye libremente en los pulmones, nos sentimos plenos de coraje y con ganas de expresarnos. De hecho, la energía positiva en los pulmones es la que te permite respirar la vida, experimentarla. Si te fijas, cuando nos excitamos sexualmente, es como si todo el cuerpo deseara sentirse vivo y pleno de energía, y esto es lo que hacen los pulmones cuando están sanos y llenos de energía.

El masaje en la parte superior de los pulmones

Estimula y abre los pulmones golpeando suavemente el pecho con el puño suelto. De este modo, abrirás la caja torácica y relajarás el diafragma.

1. Golpea justo por debajo de las clavículas para activar la zona superior de los pulmones y estimular el meridiano del pulmón.
2. Sigue golpeando por todo el pecho durante al menos un minuto, con ambas manos.
3. Al cabo de un rato, es probable que sientas un hormigueo en el pecho. Llegado ese momento, respira profundamente dos o tres veces, y siente tus pulmones abiertos y plenos de energía.

El hígado y el elemento madera

El hígado transfiere una tremenda cantidad de energía hasta el centro sexual. El hígado está relacionado con el elemento madera y con las virtudes de la bondad y el perdón. Por otra parte, las emociones negativas del hígado son la frustración (frustración sexual) y la ira. Cuando la energía del hígado está congestionada nos resulta imposible relajarnos.

Sin embargo, la relajación es indispensable para una buena salud sexual. Cuando estamos tensos y rígidos, la energía, simplemente, no fluye.

El elemento madera juega un papel vital en la potencia de la erección varonil, de tal modo que, cuando la energía de la madera está bloqueada, a los hombres les resulta difícil lograr la erección, aun cuando puedan sentirse excitados. La relajación profunda suele resolver este problema, dado que la mera liberación de la congestión en el hígado permite que la energía de la madera fluya hasta el centro sexual.

El masaje de pies

El meridiano del hígado desciende por las piernas hasta llegar a los pies. Por ello, el masaje de pies constituye un magnífico sistema para relajar el cuerpo y estimular el elemento madera. Siempre que el cuerpo se relaja profundamente, el centro sexual se beneficia de ello; y al revés, cuando el cuerpo está tenso y rígido, la energía sexual se constriñe.

1. Masajea los pies con ambas manos, y presta especial atención a los pulgares de ambos pies, pues es la zona donde terminan los meridianos del hígado.
2. Dedica al menos 5 minutos a cada pie para asegurarte de que la energía se distribuye por todo el cuerpo.

El bazo y el elemento tierra

El bazo está relacionado con el elemento tierra y con las virtudes del equilibrio y la apertura. Por otra parte, las emociones negativas relacionadas con el bazo son la preocupación y la ansiedad. Cuando el elemento tierra está desequilibrado, los sentimientos del cuerpo están desconectados, haciendo más difícil establecer contacto con las sensaciones. Por ejemplo, la congestión energética del bazo hace que la mente esté hiperactiva, y esta hiperactividad mental es lo que provoca la preocupación y la ansiedad. Siempre que hay un exceso de energía en la cabeza es muy difícil estar en conexión con el cuerpo.

Si la energía fluye en el elemento tierra, somos capaces de sentir nuestro centro y nuestra conexión con la vida en su conjunto; y si nos sentimos conectados con nosotros mismos, podemos conectar con los demás, tanto sexual como emocionalmente. El abdomen es el centro del cuerpo, y si el abdomen está lleno de energía, todo nuestro cuerpo estará, a su vez, lleno de energía.

El masaje del abdomen

1. Masajea el abdomen suavemente, en círculos, siguiendo el flujo de la digestión, de izquierda a derecha (*véase* fig. 1.7). Sigue haciendo círculos con las manos por todo el abdomen, al menos 36 veces.

2. Siente con las puntas de los dedos cualquier tensión o congestión que pueda haber en el abdomen, y masajea esas zonas hasta que sientas que se relajan.

3. Acompaña los movimientos del masaje con la respiración, e intenta respirar en todo momento con el vientre. Recuerda que los órganos proporcionan energía al centro sexual, y que, cuando la zona abdominal está llena de energía, el centro sexual está equilibrado y en armonía.

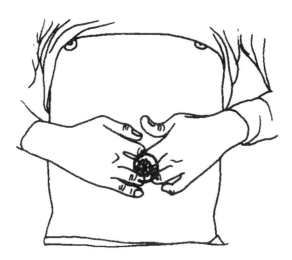

Fig. 1.7. La clave principal para conservar una buena salud consiste en eliminar las tensiones, las preocupaciones y las toxinas a diario, y mantener una buena energía sexual masajeando el abdomen

El chi kung de la respiración prostática

Hay una forma de respirar que es una vergüenza y un sofoco, y hay otra forma de respirar, una respiración de amor que te lleva al infinito.

Rumi

El primer paso para potenciar la propia energía sexual consiste en aprender a respirar de la manera adecuada. Muchos de los ejercicios sexuales precisan cierto control de la respiración, y los ejercicios se hacen mucho más fáciles y potentes cuando aprendes a respirar de la manera correcta.

Los ejercicios respiratorios nos permiten controlar el estrés de una manera directa. El vínculo entre estrés y respiración se nos hace evidente por el modo en que respiramos cuando nos encontramos en una situación terriblemente estresante. El aire se nos atasca en el pecho, mientras jadeamos sin apenas llevar oxígeno a los pulmones. En casos extremos, la respiración puede llegar a detenerse casi por completo. Respirando de este modo, el oxígeno es incapaz de fluir libremente por el organismo, con lo que se genera más estrés y tensión, que quedan anclados en el cuerpo en lugar de procesarlos y liberarnos de ellos.

La medicina china descubrió hace mucho tiempo que la respiración es un reflejo directo del estado emocional del organismo. Cuando una persona está triste realiza inspiraciones breves, que sólo permiten la entrada de aire en la parte superior de los pulmones. Si la persona está furiosa, sus espiraciones son largas y entrecortadas, mientras que sus inspiraciones son desesperantemente cortas. Y aun en el caso de que no estemos sintiendo algo especialmente intenso, la respiración no dejará de reflejar nuestros sentimientos más habituales, que por regla general no son precisamente fortalecedores.

Del mismo modo que una dieta adecuada enriquece el depósito de nutrientes del cuerpo, una respiración adecuada potencia el suministro de energía vital en el organismo. La respiración adecuada se realiza a través del diafragma, no de la caja torácica y las clavículas. Pero debido a diversas causas –holgazanería, ignorancia, el tabaco, la contaminación, el estreñimiento y otros factores–, la mayoría de los adultos, actualmente, respiran de manera muy superficial, en lugar de respirar profundamente y desde el abdomen, que es como deberían hacerlo. Tanto las artes marciales como las prácticas meditativas hacen uso de la respiración como medio para controlar el cuerpo.

La respiración abdominal es la cosa más natural del mundo, pero hemos olvidado cómo respirábamos cuando éramos niños. ¿Has visto alguna vez cómo respira un bebé? Si no te has fijado, estate atento la próxima vez que tengas ocasión, y presta especial atención a su abdomen; pues es el abdomen, y no el pecho, el que realiza el trabajo. Ésta es la forma natural de respirar, aquella que debemos recuperar.

La respiración pectoral utiliza los músculos intercostales, que se hallan entre las costillas, para expandir la parte superior de la caja torácica, bajando de este modo la presión del aire en el pecho para que entre aire mediante succión. Sin embargo, este sistema provoca una inmovilización de la zona inferior de los pulmones, que es precisamente la que posee mayor superficie de absorción. De este modo, necesitamos respirar tres veces con el pecho para conseguir la misma cantidad de aire que nos proporciona una única inspiración diafragmática.

La respiración abdominal profunda

Una inspiración abdominal profunda y completa debería utilizar las tres zonas de los pulmones mediante una expansión suave e ininterrumpida, que comienza en el fondo del abdomen y no en la parte superior del pecho (*véase* fig. 1.8).

1. Inspira lentamente y lleva el aire hasta la parte inferior de los pulmones, dejando que el diafragma se expanda y se hinche hacia abajo en la cavidad abdominal. Cuando el diafragma está completamente expandido, los músculos intercostales entran en juego para abrir la caja torácica y llenar de aire la zona media de los pulmones.
2. Cuando la caja torácica alcance su máxima expansión, eleva las clavículas para que el aire entre en los rincones superiores de los pulmones.

3. Exhala repitiendo el proceso, pero a la inversa. Suelta el aire de la parte superior del pecho, desciende por la caja torácica y, finalmente, expulsa el aire almacenado en parte inferior de los pulmones contrayendo el abdomen.

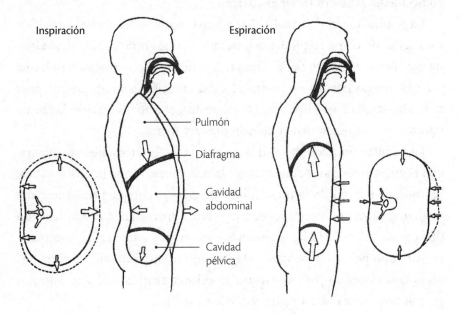

Fig. 1.8. Respiración abdominal profunda

La respiración diafragmática reduce el número de respiraciones por minuto a menos de la mitad, potencia enormemente la eficacia respiratoria, evita que el corazón se esfuerce más de la cuenta y conserva la energía vital. Si somos capaces de respirar de esta manera, el organismo lo toma automáticamente como una señal de que estamos relajados y en calma. Ésta es una de las mejores maneras de combatir el estrés cotidiano. Si te es posible, practica la respiración abdominal profunda cada vez que te encuentres con unos minutos extra, mientras conduces el automóvil, cuando esperas tu turno, en la sala de espera del dentista o en cualquier otro lugar que se te ocurra, pues te va a reportar inmensos beneficios. Muy pronto, con la práctica, tu cuerpo comenzará a respirar profundamente de manera automática, inconscientemente.

La respiración abdominal profunda activa las bombas craneal y sacra, y mantiene el fluido de la médula espinal en movimiento en las articulaciones y el cráneo. El fluido de la médula espinal y el fluido seminal son de una naturaleza muy similar.

La respiración abdominal profunda es un magnífico ejercicio para incrementar la energía sexual, puesto que envía la energía hacia abajo, a través del diafragma urogenital, soltando y relajando toda la cavidad pélvica. Si no se respira profundamente, la parte inferior del abdomen tiende a contraerse y tensarse, provocando así un desequilibrio en toda la zona sexual. Esto lleva o bien a una reducción de la energía sexual, o bien a un incontrolable apetito sexual, y en los hombres puede provocar eyaculación precoz, poluciones nocturnas, impotencia o frustración sexual.

La respiración energizante

La respiración energizante se realiza expulsando rápidamente el aire de los pulmones, y está diseñada para generar una circulación eficiente, fortaleciendo la energía de la zona abdominal inferior. Imagina que tuvieras una pequeña llama justo detrás del ombligo, y que lo que tienes que hacer es convertir esa pequeña llama en un crepitante fuego. Mientras realizas este ejercicio, tu respiración debe sonar como un fuelle que alimentara el fuego.

1. Comienza por expulsar con fuerza todo el aire de los pulmones con una intensa contracción de la pared abdominal.
2. Inmediatamente después de expulsar el aire, deja que tus pulmones se vuelvan a llenar de aire de forma natural, sin esfuerzo alguno, pero sólo hasta la mitad de su capacidad.
3. Cuando tengas los pulmones medio llenos, contrae inmediatamente la pared abdominal de nuevo, y expulsa el aire nuevamente con fuerza. Este ejercicio debería constar de entre 20 y 30 expulsiones rápidas de aire, con lo que se fortalecerá y energizará la zona abdominal inferior.

La respiración testicular

La respiración testicular (*véase* fig. 1.9) se puede practicar sentado, de pie o tendido.

Sentado: siéntate en una silla de tal manera que el peso de tu cuerpo esté distribuido entre las piernas y las nalgas. Cubre tus genitales con unos calzoncillos cómodos o con cualquier otra prenda holgada. Los pies deberían estar bien plantados en el suelo, y las palmas de las manos deberían reposar sobre las rodillas.

De pie: ponte de pie, erguido y relajado, con los pies separados a una distancia similar a la de tus hombros y las manos relajadas a ambos lados del cuerpo.

Tendido sobre el costado derecho: utiliza una almohada para elevar la cabeza en torno a 8 o 10 centímetros. Sitúa el pulgar de la mano derecha por detrás de la oreja y dóblalo ligeramente hacia delante, mientras mantienes el resto de los dedos por delante de la oreja. Posa la mano izquierda sobre la parte exterior del muslo izquierdo. Dobla la rodilla izquierda y deja que descanse sobre la pierna derecha, que debería mantenerse recta.

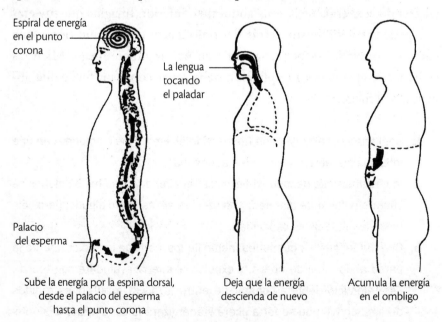

Espiral de energía en el punto corona

La lengua tocando el paladar

Palacio del esperma

Sube la energía por la espina dorsal, desde el palacio del esperma hasta el punto corona

Deja que la energía descienda de nuevo

Acumula la energía en el ombligo

Fig. 1.9. Respiración testicular

1. Encorva el cuello y los hombros ligeramente, y lleva la lengua al cielo del paladar. Las inspiraciones durante este ejercicio deberían ser como pequeños sorbos de aire; es decir, deberás hacer muchas inspiraciones por cada espiración.

2. Inspira a través de la nariz y tira de los testículos hacia arriba. Aguanta el aire y, a continuación, exhala lentamente, bajando los testículos y sintiendo una energía fría en el escroto. Repite este proceso 9 veces.

3. Inspira y tira de la energía hacia arriba, hasta el palacio del esperma, en el hueso púbico, aguanta el aire y luego exhala lentamente. Repite este proceso 9 veces.

4. Dirige la energía hacia arriba por la espalda, como si sorbieras por una pajita. Empuja la parte inferior de la espalda hacia fuera, como si la pegaras contra un muro, para activar las bombas sacra y craneal. Pon tu atención en el sacro y exhala lentamente.

5. Relaja el sacro y el cuello.

6. Inspira y dirige la energía hacia arriba, hasta la vértebra torácica T11, y luego relájate y espira.

7. Inspira y dirige la energía hacia arriba, hasta la almohada de jade, en la base del cráneo, y luego relájate y espira.

8. En tu última inspiración, dirige la energía hasta la coronilla. En el punto Corona, haz que la energía gire en espiral en tu cerebro entre 9 y 36 veces, en la dirección de las manecillas del reloj, y luego entre 9 y 36 veces en dirección contraria.

9. Después de hacer girar la energía en espiral en el punto corona, sitúa la lengua en el paladar y deja que la energía descienda hasta el tercer ojo, la lengua, la garganta y el corazón. Detente por unos instantes en el corazón y siente cómo la energía sexual (creativa) se transforma en energía amorosa, y luego sigue bajando la energía hasta el plexo solar y el ombligo. Acumula la energía en el ombligo.

La compresión escrotal

Este ejercicio aumenta de manera dinámica la potencia sexual mediante la compresión en los testículos de energía cargada electromagnéticamente.

La energía sexual se incrementará a medida que una sensación de expansión se difunde por tus genitales, hasta alcanzar los centros superiores del cuerpo a través de la órbita microcósmica. La órbita microcósmica discurre desde el centro sexual por la espina dorsal hasta llegar a la coronilla, para luego descender por la parte delantera del cuerpo y llegar al ombligo. (*Véase* capítulo 5, donde se encuentran las instrucciones para la apertura de la órbita microcósmica). Este ejercicio es particularmente importante si se utiliza después del masaje energético sexual (*véase* capítulo 2) o el levantamiento de pesas chi (*véase* capítulo 3) para recuperar la energía extraída de los genitales.

Advertencia: no realices estos ejercicios si tienes alguna infección venérea o si tienes erupciones cutáneas en la zona genital. Los métodos utilizados para difundir la energía sexual por el cuerpo pueden extender las enfermedades venéreas al resto de los órganos.

1. Siéntate en el borde de una silla, de tal manera que tus testículos queden colgando, sueltos, o bien, si lo prefieres, realiza el ejercicio de pie.

2. Inspira profundamente, expandiendo el plexo solar, mientras contraes el ano y tiras de la energía hasta que llega a la zona superior del abdomen.

3. Comprime la energía en una esfera en la zona del plexo solar (*véase* fig. 1.10). Haz rodar esta bola de *chi* hacia abajo, hasta llegar al ombligo, y luego continúa hasta que llegue a la región pélvica.

4. Contrae los músculos abdominales y acumula y comprime el *chi* en el escroto durante tanto tiempo como puedas. Contrae el ano y tensa el perineo para evitar la pérdida de energía.

5. Mientras mantienes la compresión, mantén la lengua presionada contra el paladar, para conservar el flujo de energía en la órbita microcósmica. Traga profundamente en el centro sexual.

6. Exhala. Haz unas cuantas inspiraciones rápidas y cortas mientras contraes rítmicamente el bajo abdomen (respiración energizante), hasta que puedas respirar de manera normal. Finalmente, relájate por completo.

7. Repite el ejercicio entre 3 y 9 veces, hasta que sientas que los testículos se calientan.

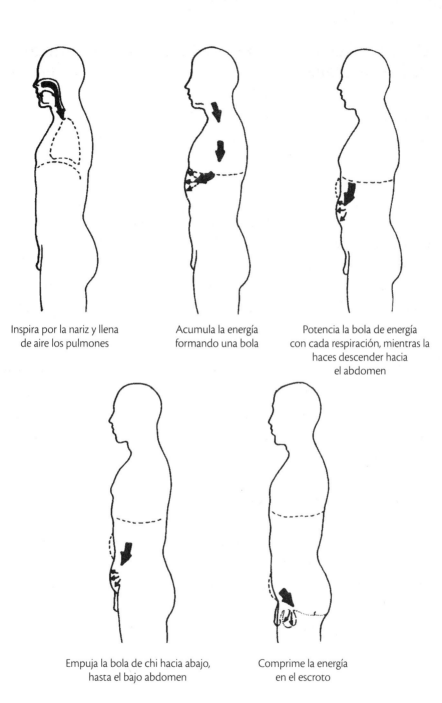

Inspira por la nariz y llena
de aire los pulmones

Acumula la energía
formando una bola

Potencia la bola de energía
con cada respiración, mientras la
haces descender hacia
el abdomen

Empuja la bola de chi hacia abajo,
hasta el bajo abdomen

Comprime la energía
en el escroto

Fig. 1.10. Compresión escrotal

El cultivo de la energía sexual mediante el control de la eyaculación

Desde el punto de vista taoísta de la salud sexual, conviene cultivar la energía sexual en lugar de desperdiciarla inútilmente. En el caso de los hombres, esto significa regular y controlar la eyaculación. Eyacular con demasiada frecuencia agota la fuente de energía vital al no permitir que el agua de vida se extienda por el resto del cuerpo. Todas las escuelas de taoísmo coinciden en que la retención del semen y la adecuada regulación de su emisión constituyen habilidades indispensables en los adeptos varones. Sin embargo, esta retención de semen no tiene nada que ver con el concepto religioso del celibato, puesto que, en el tao, regular y gestionar la eyaculación no significa en modo alguno convertirse en célibe.

El objetivo básico de los métodos de cultivo taoístas estriba en incrementar, en la medida de lo posible, la cantidad de hormonas que fomentan la vida y retardan el envejecimiento, hormonas que segrega el cuerpo del hombre durante la excitación sexual. Por otra parte, y al mismo tiempo, lo que se busca es reducir, también en la medida de lo posible, la pérdida de semen y de sus correspondientes hormonas a través de la eyaculación.

Cómo ejercitar el músculo PC

Ejercitar el músculo pubococcígeo (PC) te permitirá un marcado control de la eyaculación, previniendo así la urgencia precoz por eyacular (*véase* fig. 1.11). También mejorarás con ello el flujo urinario e incrementarás la circulación sanguínea, con lo cual no sólo mejorarás en tamaño, sino también en sensaciones; fortalecerás tu resistencia sexual e incrementarás tu capacidad para tener orgasmos múltiples. Estos ejercicios te pueden salvar la vida, pues lograrás con ellos una próstata saludable y bien desarrollada.

Lo primero que tendrás que hacer para realizar estos ejercicios es localizar tu músculo PC, si bien hay muchos hombres que lo tienen localiza-

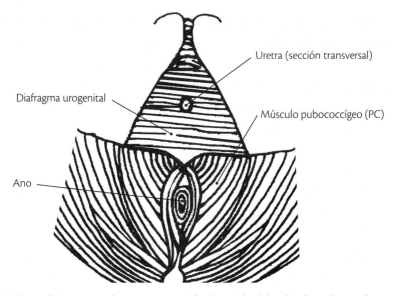

Uretra (sección transversal)

Diafragma urogenital

Músculo pubococcígeo (PC)

Ano

Fig. 1.11. Piso pelviano masculino que muestra la ubicación del músculo pubococcígeo

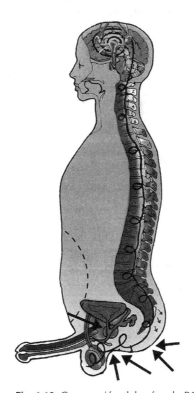

Fig. 1.12. Contracción del músculo PC

do desde hace años sin saber de qué músculo se trata. Si puedes hacer que tu pene se mueva cuando tienes una erección, es que tienes localizado el músculo PC. Si no puedes hacerlo, la próxima vez que vayas a orinar detén el flujo de la orina antes de acabar. El músculo que utilizas para detener la orina es el músculo PC.

Contrae entre 10 y 20 veces el músculo PC para ver qué tal se te da. Si sientes que tu PC se agota tras 20 contracciones es porque no estás en forma.

Después de hacer 20 o más contracciones, contráelo y ténsalo con fuerza, e intenta aguantar así todo lo que puedas (*véase* fig. 1.12). Los antiguos taoístas denominaban a este ejercicio «apretar el ano», porque cuando contraes el músculo PC también estás tensando el ano. Aunque te puedas sentir intimidado al principio ante la falta de fuerza de tu PC, al cabo de unos cuantos meses de ejercicio continuo serás capaz de controlar la urgencia por eyacular con sólo contraer intensamente el músculo PC hasta que tal urgencia desaparezca.

Tu fortaleza y capacidad eyaculatoria, la fuerza y la firmeza de tu erección, y la salud y el bienestar de tu próstata se verán en gran medida influenciados por el empeño que pongas en estos ejercicios. Puedes marcarte el objetivo de llegar a entre 200 y 500 contracciones diarias.

Ejercicios para el músculo PC

Calentamiento

1. Comienza contrayendo y relajando 30 veces el músculo PC a un ritmo constante.
2. Al final de esta serie, descansa durante 30 segundos.
3. Continúa con dos series más, descansando 30 segundos entre cada serie.

Cuando completes las tres series, dispondrás de un mayor control sobre el músculo PC debido al incremento de flujo sanguíneo y de *chi* en la zona.

Contracciones del PC

1. Aprieta y suelta el músculo una y otra vez. Comienza con series de 30 y ve aumentando hasta que consigas hacer series de 100 o más.

2. Asegúrate de hacer al menos 300 contracciones del PC al día durante el resto de tu vida.

El músculo PC se recupera con relativa rapidez, de modo que puedes encontrarte con una potente erección al despertar cada mañana. Pronto descubrirás que hacer este ejercicio a diario es lo mejor que puedes hacer para mantener tu salud y vitalidad sexual.

Contracción lenta y prolongada

1. Haz un precalentamiento de 30 contracciones y, luego, contrae el múscu-lo tanto como te sea posible.

2. Cuando ya no puedas contraerlo más, aguanta la tensión mientras cuen-tas hasta 20.

3. Descansa durante 30 segundos.

4. Repite el ejercicio 5 veces.

Al cabo más o menos de un mes de ejercicio, deberías ser capaz de realizar sesiones de contracción-relajación de varios minutos en cada oca-sión. Este ejercicio en concreto te proporcionará erecciones de acero, así como la capacidad para aguantar tanto como quieras en la cama. Con el tiempo, convendrá que incrementes el trabajo hasta alcanzar 10 series aguantando la tensión hasta 2 minutos.

Ejercicio de estiramiento testicular

1. Haz el precalentamiento tal como hiciste en los ejercicios del músculo PC.

2. Agárrate los testículos con una mano y el pene con la otra, y estira de ellos en direcciones opuestas, arriba y abajo. Al mismo tiempo, exhala mientras alisas el estómago y sacas la lengua (*véase* fig. 1.13). Detente cuando sientas que has conseguido un buen estiramiento, y aguanta durante 20 segundos.

3. Al cabo de 20 segundos, relájate durante unos instantes y agárrate de nuevo los testículos y el pene.

4. Estira de nuevo, esta vez llevando los testículos a la izquierda y el pene a la derecha. Cuando consigas un buen estiramiento, aguanta durante 20 segundos. Descansa luego durante 10 segundos más.

5. Estira de nuevo, ahora llevando los testículos a la derecha y el pene a la izquierda. Espera hasta que sientas que consigues un buen estiramiento y aguanta durante 20 segundos. Descansa durante otros 10 segundos.

6. Estira de nuevo, esta vez llevando los testículos hacia abajo y el pene hacia arriba. Espera hasta que sientas que consigues un buen estiramiento y aguanta durante 30 segundos.

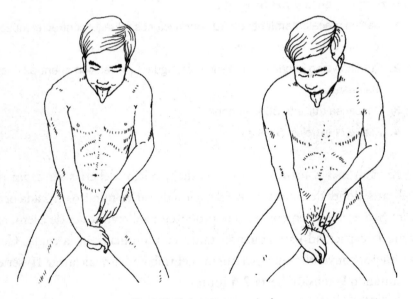

Fig. 1.13. Estiramiento testicular

La energía sexual y el cerebro

El sabio taoísta dice: «Haz volver la energía sexual para revitalizar el cerebro». Los órganos sexuales tienen una estrecha relación con el centro del cerebro, concretamente con la glándula pineal (*véase* fig. 1.14).

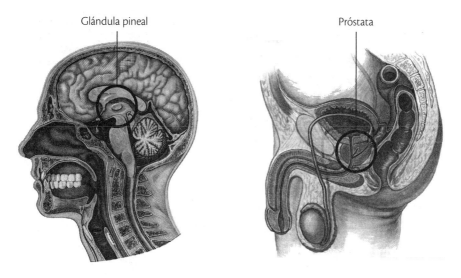

Glándula pineal   Próstata

Fig. 1.14. El centro del cerebro está conectado con los órganos sexuales

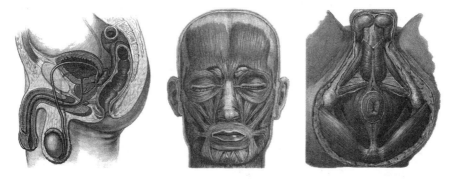

Fig. 1.15. La contracción de ojos, boca, próstata y ano activa el centro del cerebro

Mejorarás la memoria si haces circular la energía sexual, bajándola primero hasta el sacro para, a continuación, hacerla subir hasta el cerebro. Mientras contraes el músculo PC, contrae a la vez los ojos, la boca, el ano y la glándula prostática para activar el centro del cerebro (*véase* fig. 1.15).

Al llevar la energía sexual hasta el cerebro, lo que haces es transformar lo físico (el esperma) en etérico, y lo material en inmaterial (*véase* fig. 1.16). La glándula pineal es el segundo órgano sexual. En los hombres, esta glándula es el órgano sexual femenino (*véase* fig. 1.17).

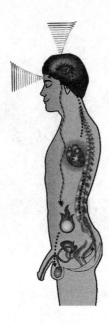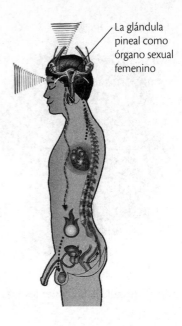

La glándula pineal como órgano sexual femenino

Fig. 1.16. Transformación de lo físico en etérico al llevar la energía sexual hasta el cerebro

Fig. 1.17. La glándula pineal es el órgano sexual femenino en los hombres

Visualiza mientras haces los ejercicios

1. Cierra los ojos y hazte una imagen de tus órganos sexuales mientras haces los ejercicios.

2. Visualiza el movimiento de la órbita microcósmica y llena de *chi* los órganos internos (consulta la página que corresponda para ver las direcciones de la órbita microcósmica).

3. Cada vez que hagas una contracción del PC (o los ejercicios genitales que se ofrecen en el siguiente capítulo), visualiza cómo el pene y la glándula pineal crecen poco a poco y adquieren el tamaño que tú deseas.

4. Concéntrate en cada contracción, golpe o estiramiento, visualizando simultáneamente su efecto.

Si conviertes la visualización en algo habitual durante tus ejercicios con la energía sexual, obtendrás mejores y más rápidos resultados. Y esto se aplica a cualquier práctica taoísta, sean ejercicios con el pene o de otro tipo, acondicionamiento físico o meditación. Cuanto más anticipes los resultados, más te concentrarás en lo que quieres conseguir y más rápido lo conseguirás. Acuérdate siempre de visualizar tus objetivos.

Ejercicio de la cerradura de poder

La cerradura de poder se debe practicar antes y después del masaje energético sexual (*véase* capítulo 2) para facilitar la elevación de la energía y las hormonas sexuales liberadas desde el perineo hasta la coronilla. El aire se inhala a través de la nariz en nueve breves inspiraciones, mientras se contraen simultáneamente los genitales, el perineo y el ano para impulsar el ching chi hacia arriba. Junto con estas contracciones, se aplican los tres dedos medios de cualquiera de las dos manos en un punto por detrás del perineo, cerca del ano (*véase* fig. 1.18).

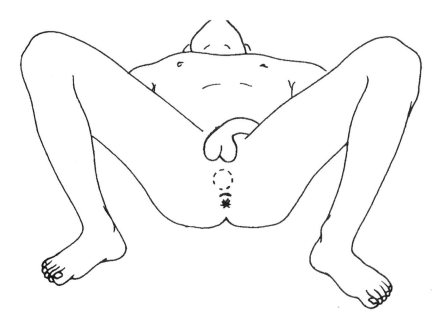

Fig. 1.18. Localiza la puerta de la muerte y la vida (el perineo, o Hui Yin) entre el órgano sexual y el ano

Cómo aplicar la presión

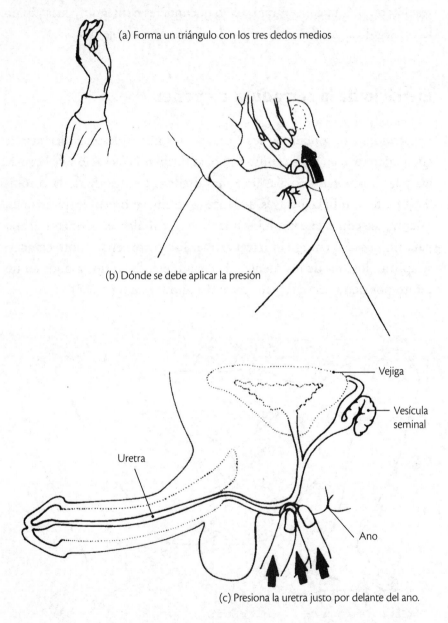

(a) Forma un triángulo con los tres dedos medios

(b) Dónde se debe aplicar la presión

Vejiga

Vesícula seminal

Uretra

Ano

(c) Presiona la uretra justo por delante del ano.

Fig. 1.19. El procedimiento de bloqueo externo implica presionar la uretra desde un punto por detrás del perineo, cerca del ano

Para este ejercicio, ten en cuenta que las uñas deben de estar bien cortadas y limadas. Utilizando indistintamente una de las manos, forma un triángulo con los tres dedos medios e, inmediatamente, después de cada inhalación, presiona con las yemas de los dedos en el punto que se halla delante del ano para bloquear el ching chi en su elevación, impidiendo que regrese al perineo (*véase* fig. 1.19). Deja de apretar con las yemas de los dedos mientras haces cada breve inspiración, y luego vuelve a presionar mientras aguantas el aliento. Presiona en ese punto sólo mientras aguantas la respiración y contraes los músculos antes citados, y luego suelta. No presiones con los dedos mientras inspiras porque impedirás que la energía se eleve. Recuerda que los dedos ayudan a empujar la energía hacia arriba.

Advertencia: antes de que comiences a elevar el ching chi hacia los centros superiores, recuerda que no conviene que la energía sexual caliente permanezca en la cabeza durante prolongados períodos de tiempo. Llévala de nuevo hacia abajo, hasta el ombligo, a través del canal funcional (frontal) de la órbita microcósmica al concluir el ejercicio. Existe un antiguo dicho chino que reza: «No te cuezas el cerebro». En cualquier caso, si tienes dudas acerca de si tu energía está caliente o fría, almacénala en el ombligo.

La activación de las bombas en las cinco estaciones

La presión sobre el perineo permite dirigir la energía ascendente hasta las cinco estaciones: el sacro, el T11, el C7, la base del cráneo y la coronilla. Cada una de las cinco estaciones tiene una «bomba» para impulsar la energía, pero las bombas sacra y craneal precisan la máxima concentración para activarse (*véase* fig. 1.20). La activación de las bombas se lleva a cabo en series, realizando nueve contracciones musculares del bajo vientre al tiempo que haces nueve breves inspiraciones para empujar la energía hacia cada uno de los puntos desde el perineo. El ejercicio comienza de nuevo, a continuación, en los genitales, después de completar cada una de las estaciones, aunque la energía se mantiene en realidad en la estación previa.

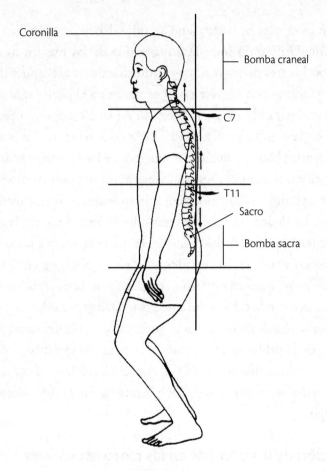

Coronilla

Bomba craneal

C7

T11

Sacro

Bomba sacra

Fig. 1.20. La bomba sacra y la bomba craneal

Para dirigir la energía hacia arriba a lo largo de la espina dorsal, inclina el sacro ligeramente y tensa los glúteos mientras contraes el ano y el perineo (*véase* fig. 1.21a). Cuando la bomba sacra se activa, genera un vacío en el diafragma urogenital, con lo cual se aspira el ching chi que se halla en el centro sexual. La bomba craneal se activa al presionar el dorso de la lengua contra el paladar, mientras la punta de la lengua presiona la mandíbula inferior por detrás de los dientes (*véase* fig. 1.21b). Debes tener los dientes ligeramente apretados mientras metes la barbilla hacia

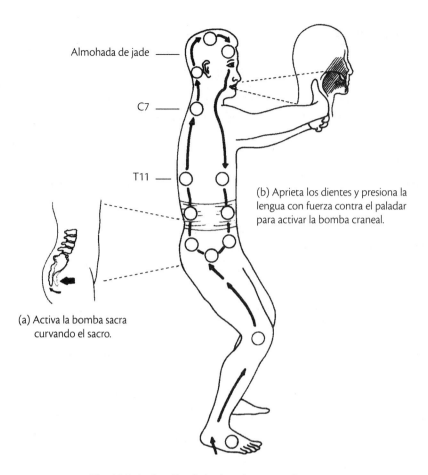

Almohada de jade

C7

T11

(a) Activa la bomba sacra curvando el sacro.

(b) Aprieta los dientes y presiona la lengua con fuerza contra el paladar para activar la bomba craneal.

Fig. 1.21. Activación de las bombas craneal y sacra

atrás. Inspira alrededor de un 10 % de tu capacidad pulmonar con cada inspiración a través de la nariz, mientras tiras hacia arriba de los genitales, aplicas presión con los tres dedos y contraes las secciones individuales del bajo vientre. Simultáneamente, empuja hacia arriba la lengua y gira los ojos como si quisieras mirarte la coronilla.

Nota: recuerda que no debes de contraer en ningún momento los músculos del pecho, pues esto puede provocar una congestión de energía en la zona del corazón.

La secuencia

Después de llevar la energía sexual desde los genitales al perineo a través de la respiración testicular, realiza una breve inhalación para llevar la energía a través de cada punto en su camino hacia la primera estación. Acuérdate de presionar con los dedos mientras aguantas el aire. En primer lugar, inspira y contrae el perineo. Después, inspira de nuevo mientras contraes el ano. Con la siguiente inhalación, tira hacia arriba la parte posterior del ano mientras envías la energía hacia el sacro. A continuación, realiza varias series de nueve contracciones para introducir la energía en el sacro. La secuencia completa se repite en cada una de las posteriores estaciones, comenzando en el centro sexual.

Cuando el ching chi se expanda en el centro sexual, haz una breve inspiración con cada contracción para empujarlo hacia arriba, a través de los puntos mencionados antes. Deberías de realizar al menos una serie de nueve contracciones en cada estación, que deberás haber abierto previamente. Después, haz hincapié en cada nueva estación con varias series de nueve contracciones. Aunque puedes precisar una semana o dos para abrir cada una de las estaciones por completo, puedes practicar, no obstante, con todas las estaciones, concentrándote más en los puntos más difíciles. Exhala después de la novena inspiración, y relaja la tensión mientras repites el proceso.

Los cuatro niveles de la cerradura de poder

A medida que adquieras experiencia, el movimiento ascendente de energía se irá asentando más mediante el control mental que el control físico.

1. **Nivel de principiantes:** utiliza todos los músculos y la técnica de los tres dedos.
2. **Nivel intermedio:** utiliza menos músculos y no recurras a la técnica de los dedos.
3. **Nivel avanzado:** utiliza menos los músculos en el perineo y recurre más a las bombas sacra y craneal; usa más el control mental.

4. Nivel muy avanzado: para dominar el pene y llevar el ching chi arriba y abajo se utiliza exclusivamente el control mental.

Práctica de la cerradura de poder paso a paso

Primer paso: el sacro

1. Toma conciencia del órgano sexual.
2. Cuando sientas que el ching chi se expande, inspira y contrae el perineo, atrayendo la energía sexual hacia el perineo. Presiona con los dedos en el punto cada vez que hagas una contracción, dejando de apretar brevemente antes de la siguiente contracción.
3. Inspira, contrae el ano y lleva la energía hasta él.
4. Inspira, contrae y lleva la energía hasta la parte posterior del ano.

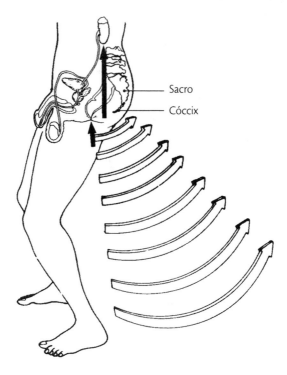

Sacro

Cóccix

Fig. 1.22. Acumula la energía en el centro sexual y, luego, haz 9 contracciones para llevar la energía hasta el sacro

5. Inspira e inclina el sacro, mientras contraes los glúteos para activar la bomba sacra. Lleva la energía hasta el sacro.

6. Realiza nueve contracciones con nueve inspiraciones breves para llevar el ching chi desde el centro sexual hasta el sacro (*véase* fig. 1.22).

7. Mantén la energía en el sacro mientras exhalas y pones tu atención de nuevo en el órgano sexual.

Segundo paso: el punto T11

1. Repite los pasos anteriores, llevando la energía a través del sacro hasta que alcances el punto T11 (*véase* fig. 1.23).

2. Haz nueve contracciones con nueve inspiraciones breves para llevar el ching chi desde el centro sexual hasta el punto T11, en la columna vertebral. (Activa la bomba del T11 empujando la columna hacia fuera en ese punto).

3. Mantén la energía allí mientras exhalas y pones de nuevo tu atención en el órgano sexual.

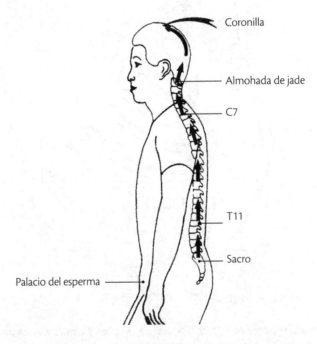

Fig. 1.23. La cerradura de poder: elevar la energía hasta la coronilla

Tercer paso: el punto C7

1. Repite los pasos anteriores, elevando la energía a través del T11 hasta que llegues al punto C7 (*véase* fig. 1.23).

2. Haz nueve contracciones con nueve inspiraciones breves para llevar el ching chi desde el centro sexual hasta el punto C7. (Empuja hacia fuera el punto C7, y mete la barbilla para facilitar la activación de la bomba C7).

3. Mantén la energía ahí mientras exhalas y centras la atención de nuevo en el órgano sexual.

Cuarto paso: la base del cráneo

1. Repite los pasos previos, elevando la energía a través del C7 hasta alcanzar la base del cráneo.

2. Haz nueve contracciones con nueve inspiraciones breves para llevar el ching chi desde el centro sexual hasta la base del cráneo, mientras activas la bomba craneal. Mete la barbilla de nuevo (*véase* fig. 1.24).

3. Mantén la energía ahí mientras exhalas y centras de nuevo tu atención en el órgano sexual.

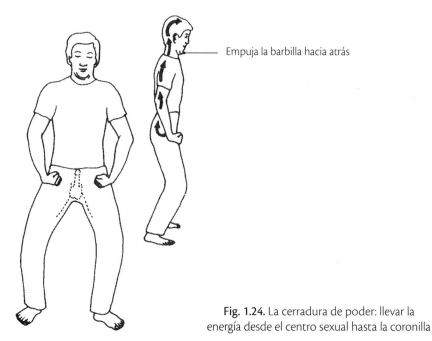

Empuja la barbilla hacia atrás

Fig. 1.24. La cerradura de poder: llevar la energía desde el centro sexual hasta la coronilla

Quinto paso: la coronilla

1. Repite los pasos previos, elevando la energía a través de la base del cráneo hasta alcanzar el punto corona (*véase* fig. 1.23).

2. Haz nueve contracciones con nueve inspiraciones breves para llevar el ching chi desde el centro sexual hasta la coronilla.

3. Exhala y descansa mientras haces girar en espiral la energía nueve veces hacia fuera desde la coronilla, y luego nueve veces hacia dentro.

4. Finalmente, haz descender la energía y almacénala en el ombligo.

Finalización de la cerradura de poder

Cúbrete el ombligo con las palmas de ambas manos, la mano izquierda sobre la derecha. Acumula ahí la energía y, mentalmente, haz que gire en espiral hacia fuera en el ombligo 36 veces, en el sentido de las agujas del reloj, y luego hacia dentro 24 veces en sentido contrario (*véase* fig. 1.25).

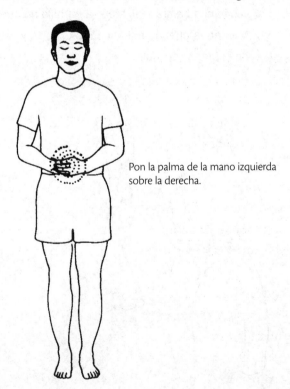

Pon la palma de la mano izquierda sobre la derecha.

Fig. 1.25. Acumula la energía en el ombligo

2

El masaje genital

Los taoístas consideran que la energía sexual tiene poderes creativos y rejuvenecedores. Reconocen su decisivo papel en la concepción de la vida humana pero, cuando no se pretende procrear, abogan por dar al ching chi otras aplicaciones. En la práctica del amor curativo, esta energía se utiliza para sanar los órganos internos y las glándulas, para incrementar la capacidad cerebral y para abrir aún más los canales de la órbita microcósmica. Pero en la práctica del masaje energético sexual, una práctica más avanzada, se utiliza también para reponer y cultivar la médula roja de los huesos, que es la encargada de generar sangre.

Comenzamos este capítulo con el estiramiento enérgico del pene y el ordeño de pene, dos técnicas taoístas para agrandar el órgano sexual masculino, antes de ofrecer instrucciones detalladas para el masaje energético sexual. En los preparativos para todas las técnicas de masaje genital que se dan aquí se incluye el calentamiento de manos, que debería de hacerse antes y después de cada ejercicio con el pene y los testículos.

Calentamiento con las manos
Del mismo modo que conviene que calientes tu cuerpo y los tejidos musculares antes de cada ejercicio, también es preferible que calientes el pene. De este modo lo dispondrás mejor para el ejercicio, al expandir sus tejidos y hacerlo más flexible y esponjoso.

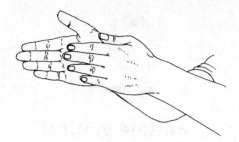

Fig. 2.1. Frótate las manos

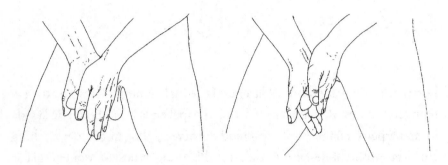

Fig. 2.2. Calienta el pene y, a continuación, los testículos

1. Frótate las manos (*véase* fig. 2.1).
2. Sujétate el pene y frótalo hasta que esté caliente (*véase* fig. 2.2).
3. Sujétate los testículos entre las dos manos y frótalos hasta que se calienten.

Estiramiento enérgico del pene

Para obtener los mejores resultados, conviene que comprendas primero cómo funciona el pene. El pene está compuesto por unas células que se dilatan cuando se llenan de sangre, unas células a las que se denomina espacios de sangre. Los espacios de sangre se hallan en el interior del tejido eréctil, conocido también como cuerpo cavernoso. Así pues, cuando estiras el pene, lo que haces es estirar todos los tejidos del pene, incluidos aquellos que se llenan de sangre, de tal modo que el pene adquiere un mayor tamaño, tanto en su estado fláccido como erecto. Por tanto, estimulando el flujo sanguíneo para que llene los espacios de las células, o bien estirando los tejidos, el alargamiento del pene es algo perfectamente posible, y sin tener que realizar grandes esfuerzos.

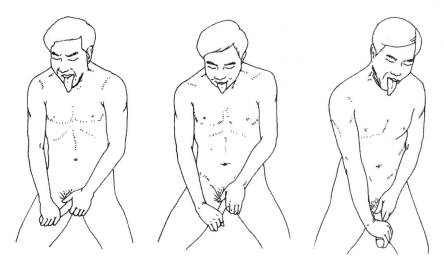

Fig. 2.3. Estiramiento enérgico del pene

1. Inspira profundamente, y luego espira y mete el abdomen mientras sacas la lengua (*véase* fig. 2.3). Con los dedos pulgar e índice, agarra la cabeza del pene; estira de él y saca la lengua aún más. Toma una bocanada de aire y llévalo a los intestinos; y luego exhala, mientras pronuncias un «sh-h-h-h-h-h-h» hasta que te quedes sin aliento.

2. De pie o sentado, asegúrate de tener el pene completamente fláccido y agárralo en torno a la cabeza, no tan fuerte como para lastimarte, pero sí lo suficiente como para tenerlo bien asido.

3. Estira del pene hacia delante hasta que sientas la suficiente tensión en la mitad y en la base. Mantén el estiramiento mientras cuentas hasta diez. Luego, descansa y siente la energía en los órganos sexuales. Repite el ejercicio tres veces más.

4. Ahora, golpea el pene contra la pierna unas 50 veces, para hacer que la sangre vuelva a entrar en aquellas zonas que has estado estirando.

5. A continuación, agárrate el pene de nuevo y exhala, sacando la lengua. Esta vez, estira todo lo que puedas hacia la izquierda, hasta que sientas la suficiente tensión en el lado derecho de la base. Mantén esta posición mientras cuentas hasta diez y repite. Descansa y dirige la energía sexual hasta la coronilla.

6. Golpea el pene contra la pierna 50 veces más.

7. A continuación, agárrate el pene mientras sacas la lengua y aguantas el aliento; esta vez, estira cuanto puedas hacia la derecha, hasta que sientas la suficiente tensión en el lado izquierdo de la base. Mantén esta posición mientras cuentas hasta diez. Repite el ejercicio tres veces más.

Rotaciones

1. Agarra el pene por la cabeza y estira hacia fuera hasta que sientas suficiente tensión.

2. Una vez extendido, comienza a rotar el pene en círculo, hacia la izquierda (*véase* fig. 2.4). No lo retuerzas; más bien, haz que rote con un movimiento circular. Deberías notar el estiramiento en todas las zonas del pene, y en la base, donde se conecta al resto del cuerpo. Haz 30 rotaciones, descansa unos segundos y contrae suavemente el ano y el perineo, elevando el *chi* hacia la coronilla. Después, repite el proceso tres veces más.

3. Golpea el pene contra la pierna 50 veces para hacer que la sangre fluya de nuevo.

4. Realiza la misma rotación, pero esta vez hacia la derecha. Haz 30 rotaciones, descansa unos segundos y luego repite el proceso tres veces más.

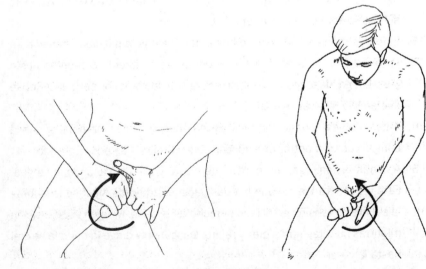

Fig. 2.4. Rotaciones

Ejercicios de ordeño del pene

Estos ejercicios sirven para estirar los tejidos profundos del pene, que son algo parecido a un tendón. De ese modo se alarga el pene, tanto en estado erecto como fláccido, pero también se estimula la secreción de testosterona y la creación de esperma. Por desgracia, sólo en Estados Unidos hay más de treinta millones de hombres impotentes, dolencia que viene provocada, entre otros motivos, por las deficiencias en la circulación sanguínea en el pene, que debilitan y encogen el cuerpo cavernoso, y reducen la sensibilidad durante la relación sexual. Si tus erecciones son débiles, o si tienes episodios de impotencia regularmente, es porque la circulación sanguínea en el pene y los testículos no es la adecuada. Es muy importante que la sangre circule abundantemente en todos los tejidos de tu cuerpo si deseas mantener una buena salud. Con los ejercicios de ordeño del pene, fuerzas la entrada de sangre en los espacios del cuerpo cavernoso, con lo cual no sólo alargas el pene, sino que también acostumbras al organismo a incrementar el flujo de sangre en tus órganos sexuales. Puedes tener la certeza de que el estiramiento regular fortalecerá tu pene al cabo de varios meses de ejercicio vigoroso.

El ordeño enérgico

Recomendamos que utilices un lubricante para realizar este ejercicio, si bien no conviene utilizar un lubricante cualquiera. Si eliges un lubricante que se evapora con rapidez, no tardarás en cansarte de tener que aplicártelo una y otra vez. El aceite para bebé con vitamina E es un buen lubricante para este ejercicio; por otra parte, también va muy bien para aplicárselo en el pene y los testículos después de la ducha, para mantenerlos sanos y flexibles.

La lengua constituye también una parte importante en esta práctica, porque está conectada con todos los tendones del cuerpo, en especial con los del pene.

Cuando ordeñes el pene, saca la lengua, y la lengua se alargará al igual que lo hace el pene. Convendrá que comiences siempre estirando el pene ligeramente, agarrándolo por la cabeza y tirando hacia fuera, al tiempo que sacas la lengua. Haz un movimiento de rotación con la lengua mientras haces rotar el pene con un movimiento circular, y cuando hayas terminado el calentamiento, comienza con el método del ordeño.

1. Masajea suavemente el pene hasta que consigas una erección parcial, a fin de que la sangre se distribuya por todos sus tejidos.
2. Agarra la base del pene con el pulgar y el índice de una mano (*véase* fig. 2.5). De este modo conservarás la sangre dentro del pene. Luego, con la otra mano, y formando un anillo con el pulgar y el índice, recorre toda la longitud del pene apretando con fuerza.
3. Desliza lentamente hacia delante el anillo que formas con el pulgar y el índice, apretando. De este modo, fuerzas a la sangre en el interior del pene hacia la parte delantera del cuerpo cavernoso (tejido eréctil) y el glande (la cabeza).
4. Los espacios de sangre dentro del pene se ven obligados a expandirse cada vez que haces el movimiento de ordeño. Mientras ordeñas hacia delante con una mano, con la otra agarras la base del pene; y, en cuanto la primera mano llega a la cabeza, debes soltar y volver a la base. El ordeño se debe hacer de manera alterna con ambas manos, con un ritmo entre medio y lento. Cada movimiento de ordeño debe durar entre 3 y 4 segundos desde que cierras el anillo en la base hasta que llegas a la cabeza.

Las primeras veces que se realiza este ejercicio, a ciertos hombres les salen manchas, bultos o tenues cardenales en el pene.

No te alarmes; esto es absolutamente normal, y, por regla general, desaparecerán al cabo de una semana de hacer el ejercicio. Tan solo se trata de los efectos provocados por el estiramiento de los espacios de sangre en el interior del pene y por el incremento de la circulación sanguínea.

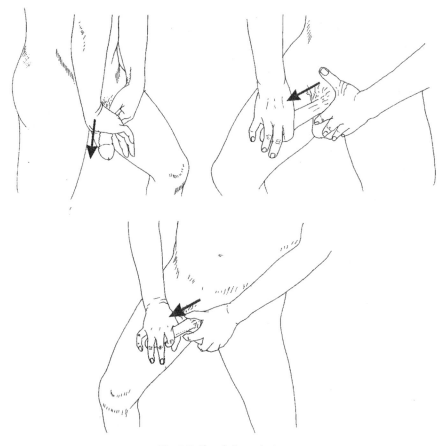

Fig. 2.5. El ordeño enérgico

Programa sugerido

Al principio, haz 300 ordeños (5 minutos) al día, seguidos por 15 minutos de calentamiento por frotación. Haz esto durante una semana, y asegúrate de hacer, además, 100 contracciones diarias del músculo PC. De este modo facilitarás la circulación y el fortalecimiento del pene. La segunda semana será mucho más dura que la primera: 10 minutos de ordeño ininterrumpido seguidos por 200 contracciones del músculo PC. No cedas a menos que te duela, aunque esto es muy improbable. Realiza 10 minutos de calentamiento por frotamientos al finalizar la sesión.

Si el ejercicio te provocara dolorosos cardenales en el pene, abandona los ejercicios y espera hasta que los cardenales desaparezcan.

Ordeñar y aguantar

Este ejercicio endurece y alarga el pene, tanto en su estado eréctil como fláccido. La técnica de ordeñar y aguantar sólo se debe incorporar cuando el hombre es capaz de ordeñar durante al menos 20 minutos seguidos; de este modo, nos aseguramos de que el pene y el tejido esponjoso en su interior están suficientemente calientes y estirados como para minimizar el riesgo de lesión debido a un esfuerzo excesivo.

Calentamiento

1. Masajea el pene hasta que llegue a la erección, y contrae el músculo PC para hacer que la erección sea lo más intensa posible.
2. Una vez alcances la erección completa, bombea el PC 20 veces para expandir el pene al máximo posible. Contrae el PC con tanta fuerza como seas capaz, y aguanta hasta que la erección se reduzca un poco. Éste es el momento de ordeñar.

Ordeño

1. Aplícate un lubricante y comienza con el método del ordeño.
2. Mientras ordeñas, visualiza cómo el pene se alarga cada vez que lo recorres en toda su extensión.
3. Ordeña durante 20 minutos ininterrumpidos.
4. Cuando hayas acabado, descansa durante un minuto y sigue masajeándote el pene hasta que esté parcialmente erecto. Éste es el momento de iniciar el ejercicio de ordeñar y aguantar.

Ordeñar y aguantar

1. Comienza ordeñando tal como lo has estado haciendo, realizando cada ordeño con alrededor de dos segundos de intervalo.
2. Después de hacer alrededor de 20 ordeños, hazlo ahora un poco más fuerte de lo normal. Si lo haces con firmeza, la mano debería de detener-

se al llegar a la cabeza, al glande. En ese preciso momento, estira con la fuerza suficiente como para sentir un potente estiramiento del pene.

3. Repite la serie de 20 ordeños y haz después el movimiento de ordeñar y aguantar, pero con la otra mano. Prosigue con esta rutina una y otra vez, hasta que hagas un total de 500 ordeños y 25 movimientos de ordeñar y aguantar.

Enfriamiento

1. Es normal que, al término de este ejercicio, sientas una notable fatiga en el pene y que tenga un aspecto como «abultado» o hinchado. Masájeate el pene hasta conseguir una erección completa y contrae el músculo PC varias veces, mientras te haces masajes para agrandar el pene hasta su máximo potencial.

2. Sigue masajeando y bombeando el PC hasta que sientas un deseo intenso de eyacular.

3. Cuando alcances ese punto, contrae el PC todo cuanto puedas, cortando cualquier posibilidad de que el semen recorra el conducto eyaculatorio.

4. Sigue contrayendo el músculo hasta que la urgencia por eyacular haya remitido, y luego repite el proceso. Haz esto cinco veces para terminar el ejercicio.

Masaje energético sexual

Para el principiante, el masaje energético sexual es el equivalente al levantamiento de pesas chi, para el cual se requiere mucha más experiencia. Este masaje fomenta la energía sexual y la secreción hormonal, y promueve un saludable flujo de sangre y de *chi* en el centro sexual. También aporta una mayor energía interna en los genitales e incrementa la producción de ching chi. De hecho, mediante estas técnicas, los problemas de próstata se reducen considerablemente.

El masaje energético sexual suele provocar suficiente estimulación como para precisar las técnicas del amor curativo, a fin de evitar la excitación sexual. Si te excitas, dirige la energía sexual activada hacia la órbita microcósmica. Convendría utilizar la cerradura de poder con anterioridad al masaje energético sexual, a fin de prepararse para los procedimientos, y con posterioridad a él, para elevar el ching chi a través de las estaciones de la órbita microcósmica. En ambos casos se recomienda hacer entre dos y tres series.

Un preparativo sumamente importante para las técnicas del masaje energético sexual es el del masaje de paño del centro sexual, que tiene la facultad de estimular la energía y preparar a los órganos sexuales para lo que tienen que hacer. También se masajean el perineo y el sacro, dado que son poderosos estimuladores de la fuerza vital.

El masaje de paño

Se utiliza un paño de seda para masajear la zona genital, el perineo, el cóccix y el sacro, dado que la seda genera una considerable energía estática con el frotamiento, y esto es importante para estimular el *chi*. En primer lugar, el paño se aplica para activar el ching chi para que, a continuación, el masaje energético sexual libere ese ching chi y lo asimile el organismo. El uso del paño te permitirá sentir cómo se abren las rutas del *chi* a medida que se estimulan.

El masaje de paño del centro sexual, el perineo y el sacro debería repetirse tras el masaje energético sexual o el levantamiento de pesas chi con el fin de recobrar la circulación sanguínea y del *chi* en el centro sexual. Por otra parte, resulta particularmente útil para evitar los coágulos y los grumos de sangre en los genitales.

1. Sujeta el paño con los tres dedos medios de la mano. Aplica el paño directamente en los genitales, con movimientos circulares, en la dirección de las manecillas del reloj y en dirección opuesta, 36 veces en cada dirección (*véase* fig. 2.6).
2. Localiza el perineo y masajéalo con el paño, 36 veces en la dirección de las manecillas del reloj y 36 veces en dirección contraria.

3. Aplica el paño al cóccix y masajea su extremo, incrementando la presión gradualmente para activar la bomba sacra. Masajea en la dirección de las manecillas del reloj, y luego en dirección contraria, 36 veces. Después, sube al sacro y masajéalo otras 36 veces en ambas direcciones (*véase* fig. 2.7).

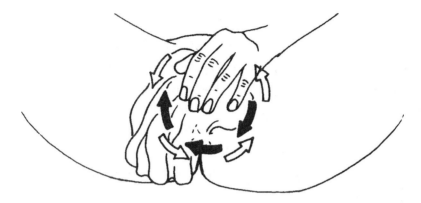

Fig. 2.6. El masaje de paño

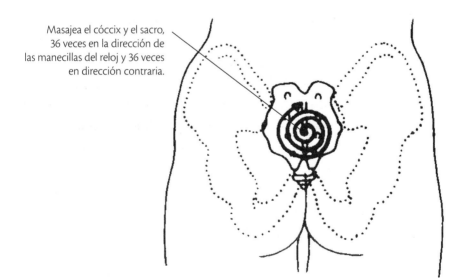

Masajea el cóccix y el sacro, 36 veces en la dirección de las manecillas del reloj y 36 veces en dirección contraria.

Fig. 2.7. El masaje del sacro

El masaje energético sexual

El masaje energético sexual se compone de: masaje testicular, frotamiento de elongación de los conductos, masaje de estiramiento de los conductos, estiramiento de los tendones del escroto y el pene, masaje de pene y golpeteo de los testículos.

El masaje testicular

Los testículos no sólo son importantes, sino vitales, en el organismo, pues sin ellos nos extinguiríamos como especie. Mantenerlos en buen estado no sólo te proporcionará erecciones más firmes, mayor impulso sexual y abundancia de semen, sino que también hará que tu esperma sea más rico en espermatozoides, con lo que se incrementarán las probabilidades de concepción cuando intentes tener hijos. La clave para un funcionamiento testicular adecuado estriba en mejorar la circulación sanguínea en los testículos.

El masaje testicular es una forma de conectar conscientemente con la energía sexual masculina, y es determinante que no confundas estos ejercicios con la masturbación. En el tao, el objetivo de la práctica es el control de la energía vital para su posterior empleo, de ahí que no haya que desperdiciarla y que seas consciente de la importancia de sentir y difundir la energía por todo el organismo.

Estos ejercicios se pueden hacer de pie o sentado en el borde de una silla, quitándose previamente los pantalones. (Es posible hacerlo con los pantalones puestos, pero deberías llevarlos muy sueltos, de tal manera que la tela de los pantalones no interfiera con el masaje). En todos los ejercicios que vienen a continuación, utiliza el paño para masajearte los testículos.

Masaje testicular con los dedos

1. Inhala *chi* en los testículos, al igual que hiciste en el ejercicio de la compresión escrotal, en el capítulo 1. Frótate las manos y caliéntalas, y utilízalas después para calentarte los testículos.

2. Toma el testículo derecho con la mano derecha. Sostenlo por debajo con las yemas de los dedos meñique, anular, corazón e índice, y después

sitúa el pulgar en la parte superior del testículo. A continuación, sujeta el testículo izquierdo con la mano izquierda de la misma manera (*véase* fig. 2.8).

3. Presiona suavemente con los pulgares sobre cada testículo, mientras los sostienes con los otros cuatro dedos de cada mano. Después, masajea con los pulgares en torno a los testículos, 36 veces en la dirección de las manecillas del reloj y 36 veces en dirección contraria (*véase* fig. 2.9).

4. A continuación, utiliza los pulgares para sujetar los testículos, mientras con los otros cuatro dedos los haces rodar a la izquierda y la derecha, o adelante y atrás, 36 veces en ambas direcciones. Finalmente, haz ascender la energía (*véase* fig. 2.10).

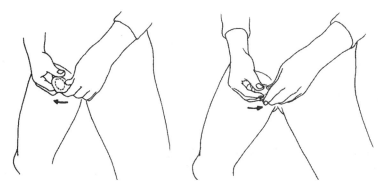

Fig. 2.8. Masaje testicular con los dedos

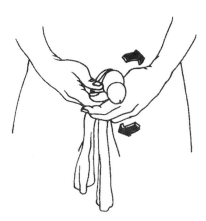

Fig. 2.9. Frota los testículos en cada dirección hasta 36 veces

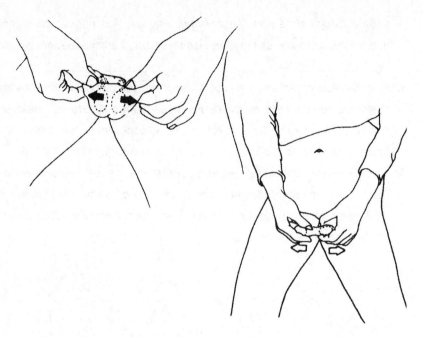

Fig. 2.10. Haz girar los testículos en cada dirección hasta 36 veces

Masaje testicular con las palmas de las manos

1. Inhala *chi* en los testículos. Frótate las manos hasta que las notes calientes, y caliéntate los testículos con ellas.

2. Mueve el pene hacia la derecha con el pulgar y el índice de la mano derecha, cubriendo la parte superior de los testículos con el borde inferior de la mano derecha.

3. Pon la mano izquierda debajo de los testículos, recogiéndolos como en una copa.

4. Manteniendo el pene a la derecha, presiona suavemente los testículos con ambas manos, y luego frótalos con delicadeza, con la palma de la mano izquierda, 36 veces en ambas direcciones (*véase* fig. 2.11).

5. Caliéntate las manos de nuevo e invierte la posición de las manos. Luego, frótate suavemente los testículos con la palma de la mano derecha, 36 veces en ambas direcciones. Finalmente, haz subir la energía por la columna.

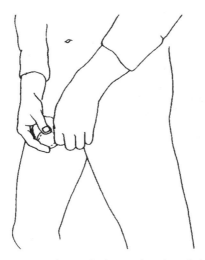

Fig. 2.11. Masajea los testículos con la palma de la mano

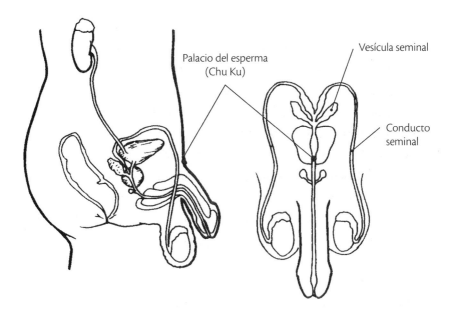

Palacio del esperma
(Chu Ku)

Vesícula seminal

Conducto
seminal

Fig. 2.12. Recorre los conductos de los testículos

Frotamiento de elongación de los conductos

1. Frótate las manos para calentarlas, forma una copa con ellas para suje-
   tarte los testículos y recorre los conductos de abajo arriba, por la parte
   trasera del escroto (*véase* fig. 2.12).

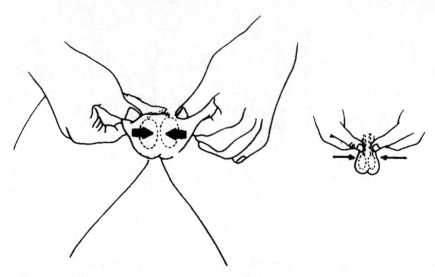

Fig. 2.13. Frotamiento de elongación de los conductos

2. Con los pulgares y los índices, masajea suavemente los conductos cerca del punto en el cual conectan con los testículos. Ve frotando hacia atrás cada conducto con el dedo índice, y utiliza el pulgar para frotar hacia delante. Poco a poco, recorre los conductos hacia arriba, hacia el cuerpo (*véase* fig. 2.13). Hazlo con cuidado.

3. Invierte la posición de los dedos y recorre ahora los conductos hacia abajo, hacia los testículos, utilizando los pulgares para frotar la parte trasera y los índices para masajear la parte delantera. Sigue masajeando hasta 36 veces. Cada subida y bajada se cuenta como una vez. Finalmente, haz subir la energía a través de la órbita microcósmica.

Masaje de estiramiento de los conductos

1. Sujeta los conductos con los pulgares y los índices de ambas manos; los pulgares delante.

2. Con el pulgar de la mano derecha, frota hacia la izquierda, y utiliza el índice de la misma mano para frotar y estirar suavemente el testículo derecho hacia fuera, estirando así el conducto.

3. Después, frota con el pulgar de la mano izquierda hacia la derecha, mientras con el índice de la misma mano frotas y estiras muy suavemente el testículo izquierdo hacia fuera, estirando el conducto (*véase* fig. 2.14).

4. Con sumo cuidado, masajea ambos testículos con las palmas de las manos, y repite el estiramiento.

5. Después, frota simultáneamente ambos testículos utilizando para ello los pulgares y los índices de ambas manos hasta 36 veces. Finalmente, eleva la energía.

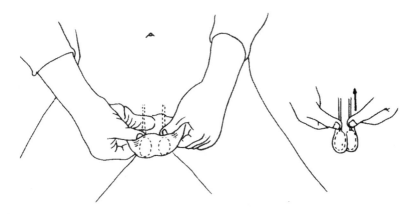

Frota los conductos entre los dedos pulgares e índices, empujándolos suavemente hacia arriba

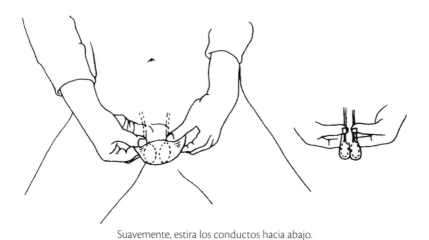

Suavemente, estira los conductos hacia abajo.

Fig. 2.14. Estiramiento suave de los conductos con el masaje

Tras finalizar este ejercicio, tus testículos deberían haberse estirado, por lo que tendrás la impresión de que cuelgan más de lo habitual. También puede que tengas la impresión de que ahora son más grandes. Esto se debe al incremento de riego sanguíneo en los testículos provocado por los anteriores ejercicios. Convendría que hicieras estas técnicas de masaje y estiramiento al menos 3 o 4 veces por semana, si bien el ejercicio diario sería lo más indicado, si lo que buscas es el máximo de salud y fertilidad.

Estiramiento de los tendones del escroto y el pene

1. Frótate las manos y caliéntatelas.
2. Rodea la base del pene con el pulgar y el índice, mientras que con el resto de los dedos circundas el escroto y envuelves los testículos (*véase* fig. 2.15).

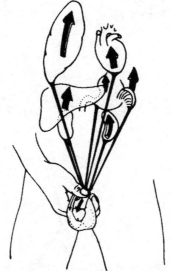

Fig. 2.15. Suavemente, tira hacia abajo del pene y los testículos mientras empujas hacia arriba los órganos internos

3. Lentamente, estira hacia abajo, hacia la punta del pene, mientras empujas hacia arriba los órganos internos, oponiendo la fuerza exterior con la mano. Primero, estira hacia abajo recto, con la mano, y luego estira a izquierda y derecha el mismo número de veces (*véase* fig. 2.16). Simul-

táneamente, empuja hacia arriba los órganos internos desde el perineo. Aguanta la tensión durante unos instantes, y luego relájalo todo.

4. Empuja hacia abajo con un movimiento circular, entre 9 y 36 veces en la dirección de las manecillas del reloj, y luego en la dirección opuesta. Haz ascender la energía.

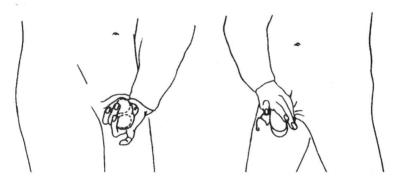

Fig. 2.16. Estiramiento de los tendones del escroto y del pene

El masaje de pene

1. Frótate las manos hasta que las notes calientes. Coloca los pulgares y los índices de ambas manos en la base del pene.

2. Masajea el pene a lo largo de tres líneas. Comienza con la izquierda, utilizando el pulgar y el índice para masajear desde la base del pene hasta la punta, y luego vuelve (*véase* fig. 2.17). A continuación, utiliza el pulgar y el índice de la mano derecha para masajear la línea derecha del mismo modo.

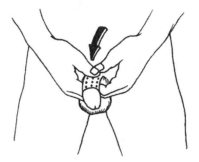

Fig. 2.17. Masajea el pene a lo largo de tres líneas, desde la base hasta el glande

73

3. Después, pon los dos pulgares y los dos índices en la línea media, en la base, y masajea hacia abajo hasta el glande, y luego vuelve hacia atrás. Masajea a lo largo de las tres líneas hasta 36 veces, contando cada vez como el recorrido de ida y vuelta.

Golpeteo de testículos

Con el golpeteo de testículos podrás estimular directamente la energía de los riñones. Dado que los riñones regulan la energía sexual, el golpeteo de testículos estimulará la producción hormonal a través de todo el sistema endocrino.

1. Puedes hacerlo de pie o sentado en el borde de una silla. Frótate las palmas de las manos hasta que se calienten, y luego tira hacia arriba del pene con la mano izquierda.

2. Inspira *chi* directamente hasta los testículos, tirando de ellos ligeramente hacia arriba, y aguanta la respiración. Aprieta los dientes, contrae el perineo y el ano, pero contrae los testículos sólo ligeramente.

3. Con las yemas de los dedos de la mano derecha, golpetea suavemente el testículo derecho (*véase* fig. 2.18). No golpees con demasiada fuerza porque, evidentemente, será doloroso; pero golpea con la fuerza suficiente como para sentir los golpecillos en toda la región inferior del abdomen. Golpetea en series de 6, 7 o 9. Exhala, descansa y envía la energía hacia arriba por la espina dorsal. Después, realiza el mismo procedimiento con el testículo izquierdo.

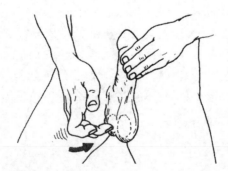

Fig. 2.18. Golpetea suavemente los testículos

Descanso

Es muy importante descansar tras el masaje. Canaliza la respiración con la mente, realizando respiraciones prolongadas, regulares y suaves. Después, lleva la energía de estas respiraciones hasta el punto en el cual estés trabajando.

Programa sugerido

Practica el masaje energético sexual con delicadeza durante los primeros diez días. Si no dispones de tiempo suficiente para realizar todas las técnicas, intenta al menos hacer una de ellas a diario. También puedes dividir los ejercicios de tal manera que practiques series diferentes en días alternos. Realiza series de hasta 36 repeticiones, siempre que te resulte cómodo este ritmo. Abandona los ejercicios, o al menos reduce el ritmo, si no te sientes cómodo. Una vez te habitúes a ellos, estos ejercicios se pueden llevar a cabo con rapidez.

Al cabo de diez días podrás incrementar la fuerza con la que te desempeñas en cada ejercicio, al tiempo que reduces el número de repeticiones por serie. También puedes hacer menos series por cada ejercicio que realices. Al cabo de cincuenta días, incrementa aún más la fuerza y reduce las repeticiones y series, dedicando más tiempo a los masajes con las palmas de las manos y los dedos. Después de esto, todos aquellos que hayan sido instruidos en el Nei Kung de la médula ósea pueden estar preparados para comenzar con el levantamiento de pesas chi.

Advertencia: si sabes que tienes un coágulo de sangre en la zona del escroto, consulta a un médico antes de aplicar las técnicas del masaje energético sexual o el levantamiento de pesas chi. Aunque las técnicas de masaje que se ofrecen aquí previenen la aparición de coágulos de sangre, conviene que un médico determine si existe algún riesgo en caso de aparecer un coágulo de sangre.

3

El levantamiento de pesas chi

Incluimos en este libro el levantamiento de pesas chi exclusivamente como guía de procedimiento para instructores y alumnos entrenados en el tao de la sanación universal, por lo que en modo alguno deberían de practicarlo los principiantes. No se puede ni se debe responsabilizar al tao de la sanación universal si alguien intenta realizar el levantamiento de pesas chi sin haber recibido primero una formación cualificada.

Los antiguos maestros taoístas descubrieron que los genitales están conectados con los órganos y las glándulas de la zona del perineo, al que denominaron músculo del *chi*, y que comprende los músculos anal, perineal y pubococcígeo (*véase* fig. 3.1). A partir de estos conocimientos, desarrollaron las técnicas del amor curativo, utilizando el músculo del *chi* para crear un flujo ascendente de energía sexual hasta los centros superiores del cuerpo. Con el tiempo, aprendieron a incrementar el flujo de *chi* mediante el desarrollo de la fascia, el tejido conectivo que hay en torno a los órganos y las glándulas. En el ejercicio del levantamiento de pesas chi, los órganos y las glándulas recurren a la fascia para levantar las pesas, que se encuentran sujetas a los genitales. Los aspectos beneficiosos del fortalecimiento del sistema interno a través de la fascia se convirtieron en parte integral del Nei Kung de la médula ósea.

En sus orígenes, los hombres realizaban el levantamiento de pesas chi poniendo piedras en una cesta para después colgársela de los genitales. Sin embargo, en la actualidad, se utilizan pesas ligeras para extraer de los

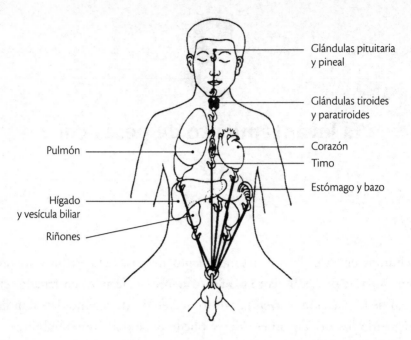

Fig. 3.1. Los órganos sexuales están interconectados con todos los demás órganos, glándulas, tendones y músculos

genitales un tipo especial de energía sexual que, posteriormente, se hace ascender por el resto del organismo. Esta energía, o ching chi, se combina con la energía externa y se comprime en la estructura esquelética. Y, del mismo modo que la energía sexual se transforma en energía de fuerza vital, el levantamiento de pesas chi potencia la fuerza vital de aquellos que lo practican. Los genitales se fortalecen merced al rejuvenecimiento de órganos y glándulas, a medida que la energía transformada regresa a través de la órbita microcósmica.

Además del masaje energético sexual y del levantamiento de pesas chi, el Nei Kung de la médula ósea incluye también los ejercicios de la respiración ósea, la compresión ósea y el golpeo con un manojo de varillas de alambre o mimbre. La respiración ósea recurre al poder de la mente, junto con inspiraciones profundas y relajadas, para establecer un flujo de energía externa hacia el interior a través de las yemas de los dedos de manos y pies. Esta energía se utiliza como complemento de la energía sexual previamente almacenada, que se libera en el organismo a través del masaje energético sexual o el levantamiento de pesas chi, y se comprime posteriormente en los huesos mediante la técnica de compresión ósea.

Las técnicas de golpeo se utilizan para desintoxicar el organismo, estimular los sistemas linfático y nervioso, y comprimir el *chi* en los huesos. En el capítulo 5 de este libro se ofrece un resumen de las técnicas de la respiración ósea y la compresión ósea, mientras que en el capítulo 4 del libro *Nei Kung de la Médula Ósea* (Editorial Sirio, 2001) se pueden encontrar diversas instrucciones detalladas sobre el golpeo.

Los beneficios del levantamiento de pesas chi

Gracias a esta técnica se genera una fuerza de sentido contrario, ascendente, a través de los órganos internos y las glándulas, con el fin de resistir el peso que se coloca en los genitales.

Fortalece el sistema fascial

La fuerza ascendente de sentido contrario generada por los órganos se potencia mediante el *chi* liberado desde el centro sexual, al tiempo que el sistema interno recurre a la fascia para contrarrestar el peso. De este modo, la fascia contribuye enormemente a la distribución de la energía, al tiempo que realiza un papel conector entre los genitales y los diafragmas pélvico y urogenital. Cuando esta conexión se relaja, el músculo del *chi* y los diafragmas permiten que los órganos descarguen su peso sobre el perineo, reduciendo así la presión de *chi*. Si la conexión se mantiene firme, los órganos y las glándulas se mantienen en su lugar y la presión de *chi* se conserva estable.

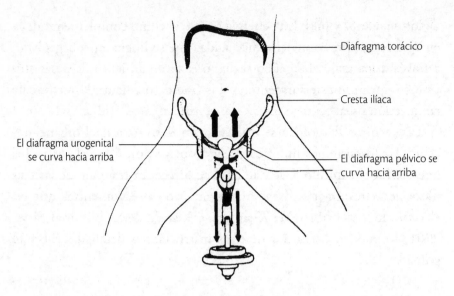

Diafragma torácico

Cresta ilíaca

El diafragma urogenital
se curva hacia arriba

El diafragma pélvico se
curva hacia arriba

Fig. 3.2. Los diafragmas pélvico y urogenital contrarrestan el empuje de las pesas

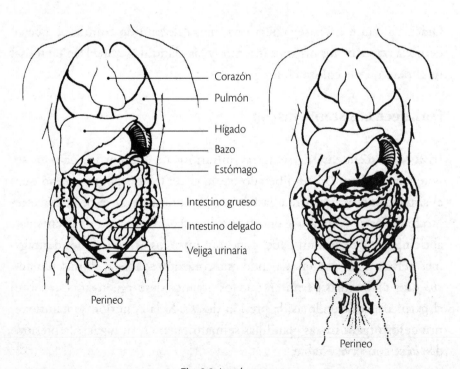

Corazón

Pulmón

Hígado

Bazo

Estómago

Intestino grueso

Intestino delgado

Vejiga urinaria

Perineo

Perineo

Fig. 3.3. Los órganos

Robustece los diafragmas pélvico y urogenital

Son muchos los diafragmas que mantienen en su sitio a las glándulas y los órganos internos en el cuerpo humano, como son los diafragmas torácico, pélvico y urogenital. Durante el ejercicio de levantamiento de pesas chi, estos diafragmas contribuyen en gran medida a contrarrestar el empuje hacia abajo de las pesas sujetas a los genitales (*véase* fig. 3.2). El músculo del *chi* y los diafragmas pélvico y urogenital, que cumplen el papel de «suelo» de los órganos, se robustecen mucho con este ejercicio, lo cual ayuda a prevenir la pérdida de energía a través de ellos. Por otra parte, evitan en gran medida el desarrollo de la barriga, que se genera por el hacinamiento de los órganos en la zona pélvica (*véase* fig. 3.3).

Al levantamiento de pesas chi se le otorgan otros muchos beneficios relacionados con la mejora del funcionamiento de los diafragmas, entre los cuales se encuentra el de elevar los riñones caídos. Además, este ejercicio permite sellar las aberturas del ano y del órgano sexual e impedir así las filtraciones de *chi*. Los taoístas creen que, de este modo, el espíritu se aleja de estas aberturas cuando la persona se prepara para abandonar el cuerpo finalmente. El flujo ascendente de energía que se desarrolla a través de las prácticas taoístas apuntará hacia la coronilla, que es la salida que debería de usar el espíritu al término de la vida.

Retrasa el proceso de envejecimiento

La liberación de hormonas sexuales estimula a la glándula pituitaria, previniendo así la producción de una hormona causante del envejecimiento. Se ha llegado a sugerir que una de las funciones de esta glándula podría ser la de medir el crecimiento de células reproductoras mutadas, puesto que los estudios científicos han encontrado evidencias que apuntan a que la hormona del envejecimiento se libera cuando estas mutaciones aumentan hasta más allá de determinado nivel. En teoría, el incremento de células reproductoras mutantes se vería impedido por una saludable reserva de hormonas sexuales. En caso contrario, al captar una reducida presencia de ching chi en el organismo, la glándula pituitaria podría elicitar una muerte prematura, al segregar la hormona del envejecimiento. De ahí la conveniencia de mantener un adecuado flujo de hormonas y de energía sexual a través de las prácticas taoístas.

Estimula el cerebro

El hemisferio derecho del cerebro se ve influenciado también por las hormonas sexuales, que favorecen la curación y el rejuvenecimiento del organismo. De hecho, la estimulación hormonal del cerebro potencia enormemente estos procesos, en cuanto el ching chi revitaliza el sistema interno y regenera la médula ósea. Este efecto tiene también sus consecuencias positivas en el trabajo espiritual taoísta, cuyos practicantes sostienen que constituye una experiencia revigorizadora en todos los niveles. Ciertamente, la salud del cuerpo y de la mente afecta de manera directa al espíritu.

Equipamiento y preparativos externos

El paño para el levantamiento de pesas

El mismo paño de seda que se utilizó para el masaje energético sexual se puede usar para levantar las pesas, para lo cual se recurre a un aparato especial. Se pueden emplear dos paños de distinto tamaño para levantar la pesa, dependiendo del método elegido para el ejercicio. El paño más pequeño, que se utiliza para levantar la pesa desde una mesa o una silla, debería medir aproximadamente 9 x 20 centímetros. Si optas por levantar la pesa desde el suelo, la longitud del paño puede variar en función de la longitud de tus piernas. Si cortas la tela a medida y coses las orillas, impedirás que el paño se deshilache y evitarás abrasiones en la piel.

El equipamiento

Para levantar las pesas vas a necesitar un dispositivo especial (*véase* fig. 3.4), en cuya construcción vas a precisar una barra galvanizada de 25 centímetros de largo por 2,5 de diámetro, si levantas las pesas desde el suelo. Si levantas las pesas desde una silla, bastará con que la barra tenga 20 centímetros de largo. (En cualquier caso, ambos tamaños se pueden adaptar a los dos métodos si es necesario). Deberás hacer sendos agujeros de 6 milímetros, atravesando el tubo, a una distancia de 1,2 centímetros de cada uno de sus extremos.

Fija un trozo de cadena de dos eslabones de longitud a la barra con un perno de 6 milímetros insertado a través del agujero y sujeto mediante una tuerca y una arandela en su extremo. En el extremo de la cadena deberás fijar una anilla resistente de 3,8 centímetros de diámetro. Para sostener las pesas, en el extremo opuesto del tubo, puedes utilizar cualquier tipo de abrazadera de las que se utilizan en las barras de halterofilia. Una vez te hayas atado el paño de seda a los genitales –deberás hacerlo de forma suave, pero firme–, deberás sujetarlo a la anilla para poder levantar todo el aparato.

Hay hombres que pueden comenzar con este ejercicio levantando un peso de algo más de un kilo, pero será mejor que comiences con el aparato solo, o con una o dos abrazaderas de pesas sujetas a la barra. El peso de dos abrazaderas debe equivaler más o menos a medio kilo, a lo que se añadirá el peso del aparato en sí. Añade peso gradualmente, pero siempre

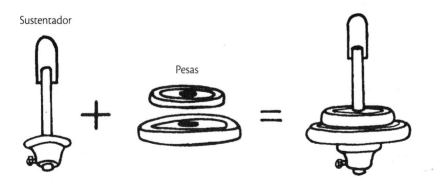

Fig. 3.4. Aparato de levantamiento de pesas

y cuando te sientas cómodo con ello. No utilices pesas más grandes a menos que puedas levantar el actual peso fácilmente durante un minuto.

Preparativos externos

Deberías hacer el ejercicio en una habitación tranquila y bien ventilada, pero no fría. Ten a mano una silla para la meditación y para dejar posar las pesas, a menos que las levantes desde el suelo. El mejor momento para realizar este ejercicio es durante la mañana, después de haberte duchado y de haber aliviado tu vejiga y tus intestinos. Si es posible, ponte mirando al sol matutino mientras practicas, pero no lo mires directamente en ningún momento.

La condición óptima para el levantamiento de pesas chi es cuando los testículos están ligeramente sueltos, pero firmes; si tienes los testículos demasiado ceñidos al cuerpo, no te servirá ninguno de los métodos de sujeción. Masajéate los testículos hasta que se suelten. Pero, si el escroto está muy suelto y los testículos cuelgan débilmente, convendrá que dejes el ejercicio para otro momento y que te dediques sólo a las técnicas de masaje.

La fuerza de los testículos se puede sentir interiormente mejor que con los dedos. Dicho de otro modo, cuando los masajeas, su resistencia y su capacidad para soportar el masaje sin experimentar dolor te indicarán en qué condición se hallan. Un ligero dolor con el primer masaje puede ser la consecuencia lógica de las aprensiones de un principiante, pero no comiences con este ejercicio a menos que te sientas emocional y físicamente cómodo.

Objetivos del levantamiento de pesas

El tao universal recomienda que no se levanten pesos de más de 4,5 kilos sin supervisión. Sobre la base de este libro, 4,5 kilos debería de considerarse el objetivo máximo posible. No hay por qué sentirse avergonzado por levantar menos de medio kilo o un kilo, como se recomienda a los principiantes. Si optas por levantar más de dos kilos, convendrá que hagas más ejercicio del habitual.

Advertencia: levantar pesos mayores sin supervisión no sólo es una locura, sino que además va en contra de las recomendaciones de este libro. En aquellos sistemas en los que se utilizan pesos excesivos para la práctica, se han dado casos de roturas de venas o de coágulos de sangre en hombres que se han excedido y se han provocado así importantes lesiones. (No disponemos de estadísticas acerca de posibles fallecimientos que puedan haber acaecido). Contacta con el Centro del tao universal si deseas más información para recibir formación.

Ejercicios preparatorios para el levantamiento de pesas chi

El levantamiento de pesas chi debería ir precedido y seguido tanto por la cerradura de poder, que se explicó en el capítulo 1, como por las técnicas del masaje energético sexual, que se comentaron en el capítulo 2. Aunque no hace falta realizar las seis técnicas, el masaje energético sexual debe repetirse después de retirar las pesas con el fin de restablecer la circulación de la sangre y del *chi* hasta el centro sexual. De este modo nos aseguraremos de que no se formen coágulos de sangre en la región genital.

Dos ejercicios adicionales que deberían preceder al levantamiento de pesas chi son el de incrementar la presión de *chi* y el de incrementar la presión de los riñones.

Incrementar la presión del *chi*

Este ejercicio se hace antes del de la cerradura de poder para asegurar que el abdomen está rebosante de *chi*.

1. Coloca los dedos medios de cada mano a unos 4 centímetros por debajo del ombligo (*véase* fig. 3.5).
2. Concéntrate en el *tan tien* inferior mientras introduces en él *chi* a través de la respiración, expandiendo el punto con la presión resultante. Con tu propio poder mental puedes incrementar el flujo de energía en esta zona.

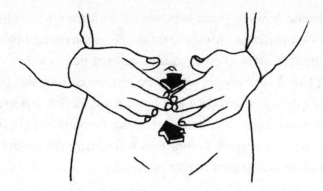

Fig. 3.5. Inspira y espira hasta 81 veces hasta la parte inferior del abdomen para incrementar la presión de *chi*. Utiliza los dedos para presionar

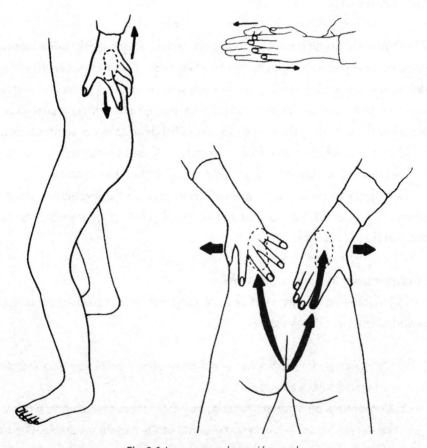

Fig. 3.6. Incrementar la presión renal

Incrementar la presión de los riñones

1. Ponte de pie y adopta la posición del caballo, con los pies a una distancia ligeramente superior a la de los hombros.

2. Frótate las manos hasta que se calienten, y luego ponte las palmas en los riñones para aplicarles esa energía (*véase* fig. 3.6).

3. Inclina la parte superior del cuerpo hacia delante mientras inspiras, y empuja hacia arriba el ano desde la izquierda y la derecha, al tiempo que elevas el *chi* desde allí hasta los riñones.

4. Exhala, y deshincha los riñones.

5. Sigue esta secuencia hasta 36 veces, y termina calentándote las manos y poniéndotelas nuevamente sobre los riñones.

Levantamiento de pesas chi

Este ejercicio se puede iniciar tanto en posición de pie como arrodillado (*véase* fig. 3.7). Si no te puedes arrodillar, pon las pesas sobre una silla de-

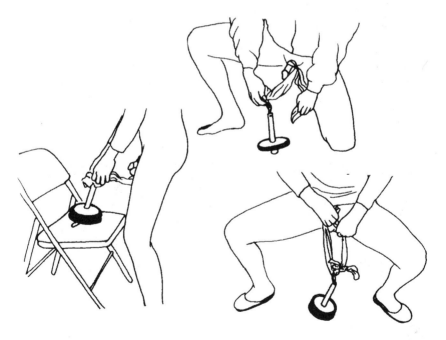

Fig. 3.7. El levantamiento de pesas chi se puede iniciar tanto estando de pie como de rodillas

lante de ti. En ocasiones, puede que necesites aliviar la presión de las pesas con cierta urgencia, especialmente si has puesto mucho peso y el nudo aprieta mucho bajo los testículos. Por este motivo, intenta mantenerte cerca de un punto en el cual puedas desprenderte de las pesas con rapidez.

Sujeción de las pesas

Piensa en la posibilidad de atar uno de los extremos del paño o tela a la anilla, mientras dejas el otro extremo con un lazo −plegado por debajo del nudo−, de tal modo que el nudo se deshaga con sólo tirar de ese extremo.

Advertencia: no ates el paño sólo alrededor de los testículos.

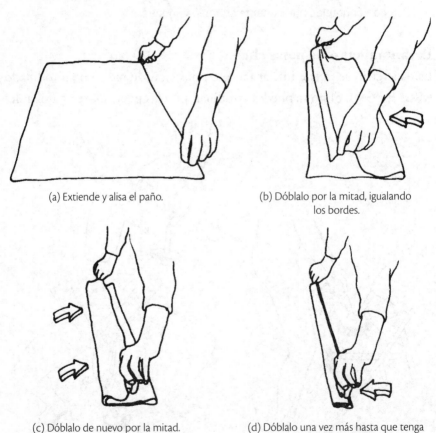

(a) Extiende y alisa el paño.

(b) Dóblalo por la mitad, igualando los bordes.

(c) Dóblalo de nuevo por la mitad.

(d) Dóblalo una vez más hasta que tenga el aspecto de una cinta acolchada.

Fig. 3.8. Cómo plegar el paño

1. Dobla el paño en sentido longitudinal varias veces hasta que tenga una anchura de alrededor de 2,5 centímetros (*véase* fig. 3.8). De este modo formará un buen acolchado.

2. Sostén el paño por debajo del perineo y llévalo hacia arriba por detrás de los testículos. Asegúrate de que el borde del paño esté doblado hacia fuera, y no en contacto con la piel, para que no te roce la ingle.

3. Envuelve ambos extremos del paño hacia arriba en torno al pene y los testículos, y fija el paño en la superficie de la base del pene haciendo un nudo.

Nota: si lo prefieres, puedes ponerte el paño por encima del pene y hacer el nudo por debajo de los testículos. Sea como sea, el nudo deberá quedar finalmente ubicado en el perineo (*véase* fig. 3.9).

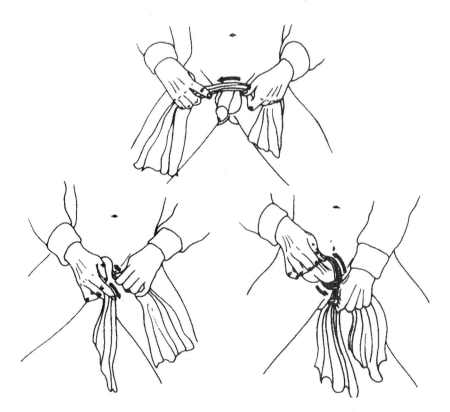

Fig. 3.9. Cómo atar el paño de seda en torno a los genitales

1. Mueve el nudo hasta situarlo por detrás de los testículos, debajo del perineo. Los extremos del nudo deberían colgar hasta el suelo. Antes de apretar el nudo, puedes utilizar uno de los extremos para hacer un lazo entre el nudo y los genitales, de tal modo que puedas desprenderte del paño y del aparato con rapidez.

2. Contrae los músculos de la región del perineo y aprieta el nudo. El pene y los testículos deberían sobresalir ligeramente desde la zona de presión del paño para asegurarse de que éste no se va a escurrir. Pero no cortes la circulación en los testículos.

3. Ata uno de los extremos del paño a las pesas, que deberás haber colocado previamente en el suelo o en una silla. Si las pesas están en el suelo, arrodíllate para atar el paño a la anilla.

4. Para desprenderte de las pesas al término del ejercicio, arrodíllate delante de la silla –o cerca del suelo– y desata el paño de la anilla de las pesas. Luego, desátate el paño de los genitales.

Comprobación y levantamiento de pesas

1. Ponte de pie lentamente, aguantando el peso con la mano, y adopta la posición de levantamiento de pesas, con los pies en paralelo a una distancia similar a la de los hombros y las piernas ligeramente flexionadas. Comprueba el peso con los dedos índice y corazón para determinar si es o no excesivo.

2. Inspira un pequeño sorbo de aire y empújalo hasta el ano, el perineo y los genitales. Inspira de nuevo y tira hacia arriba de los dos lados del ano, mientras llevas el *chi* hasta los riñones.

3. Presiona la lengua firmemente contra el paladar para incrementar tu poder interior. Mediante el aumento de la presión en esta conexión acelerarás la fuerza ascendente del *chi*.

4. Después, suelta poco a poco el paño hasta que sientas que aguantas todo el peso con tus órganos sexuales. Siente con los dedos el empuje de las pesas, y piensa con tranquilidad si vas a poder aguantarlas con los genitales o no. Asegúrate de que te sientes razonablemente cómodo.

5. Comienza a aguantar plenamente el peso haciendo uso de la fuerza interior, especialmente de los riñones.

6. Inspira, empuja hacia arriba la energía desde la parte derecha, izquierda, delantera y trasera del ano, y envuelve esa energía alrededor de los riñones (*véase* fig. 3.10).

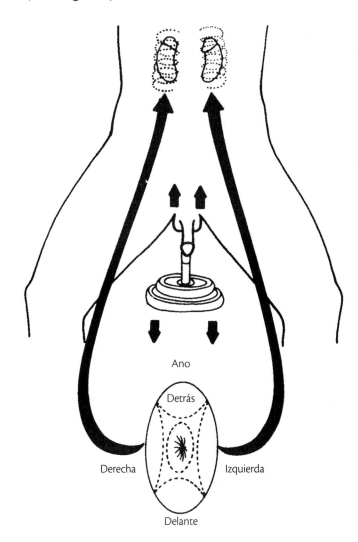

Fig. 3.10. Cuando sientas el peso del aparato, inspira y tira hacia arriba de las partes frontal, trasera, derecha e izquierda del ano. Envuelve el *chi* alrededor de los riñones

7. Balancea suavemente las pesas, mientras elevas la energía hasta el cóccix y luego hasta el sacro. Durante las primeras semanas puedes practicar llevando la energía hasta el sacro, pero, a medida que sientas cómo se incrementa la energía, puedes seguir subiendo por la espina dorsal hasta el T11, el C7, la almohada de jade y la coronilla. Cuando estés preparado para almacenar la energía, presiona con la lengua en el paladar y haz que la energía descienda hasta el ombligo, completando así la órbita microcósmica.

En la práctica avanzada, se realiza una ronda aparte para levantar el mismo peso desde los órganos internos y las glándulas. En este caso, en vez de desprenderse de las pesas, se mantienen sujetas a los genitales mientras se descansa entre una ronda y otra.

8. Para terminar el ejercicio, arrodíllate y coloca de nuevo las pesas sobre la silla o en el suelo, y despréndete del aparato de pesas antes de desanudarte el paño de los genitales. Deberías de practicar la cerradura de poder inmediatamente después de acabar el ejercicio.

El balanceo de las pesas

El balanceo de las pesas proporciona al practicante cierto control sobre la cantidad de presión que se ejerce en los genitales, motivo por el cual se recomienda el uso de un peso más ligero. El *chi* de la conexión fascial entre el perineo y los riñones se utiliza para tirar de las pesas. Al principio, balancea las pesas suavemente pues, de este modo, podrás determinar la cantidad de presión que puedes soportar sintiéndote cómodo.

1. Inspira mientras contraes el ano y el perineo, y balancea las pesas entre 36 y 49 veces (*véase* fig. 3.11). Sincroniza la respiración con cada balanceo. Es decir, inspira mientras las pesas se desplazan hacia delante, y exhala mientras se balancean hacia atrás. Tira hacia arriba interiormente para contrarrestar el peso con cada desplazamiento hacia delante, y lleva la energía hasta el cóccix, el sacro y, posteriormente, por toda la órbita microcósmica. Cada movimiento pendular adelante y atrás, completo, debería durar aproximadamente un segundo.

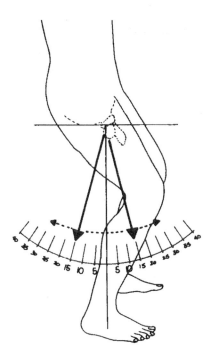

Fig. 3.11. El ángulo de balanceo de las pesas debe oscilar entre los 15 y los 30 grados

2. Al cabo de una semana, intenta balancear las pesas 60 veces. El uso de pesos mayores permite obtener mejores resultados en la presión a través de la fuerza ejercida por el músculo del *chi*, pero no conviene tener prisas con este ejercicio, por lo que, si quieres incrementar la presión con pesos más livianos, aplica un mayor impulso a cada balanceo. Los pesos ligeros deberían de utilizarse hasta el máximo de su potencial, fortaleciendo así el músculo del *chi* y generando más hormonas.

Para finalizar, utiliza la cerradura de poder y las técnicas de masaje
Haz al menos dos o tres rondas de la cerradura de poder una vez te hayas desprendido de las pesas. Luego, utiliza las técnicas de masaje de paño y masaje energético sexual. Después, descansa y realiza la meditación de la órbita microcósmica para hacer circular la tremenda energía que has generado y que deberás acumular finalmente en el ombligo.

Levantamientos de pesas desde la órbita microcósmica

Al cabo de dos a cuatro semanas de práctica, y sintiéndote ya cómodo con el levantamiento de pesas chi, puedes comenzar a levantar las pesas desde las estaciones de la órbita microcósmica. A medida que vayas llevando el *chi* hasta el sacro y los centros superiores podrás utilizar esa energía para aguantar el peso desde cada estación. Pero tómate tu tiempo y no tengas prisa. Cada uno de estos puntos puede precisar una o dos semanas de práctica hasta que puedas sentir cómo el flujo de la órbita microcósmica trabaja para contrarrestar el peso.

1. El sacro: cuando levantes las pesas desde los órganos sexuales, tira hacia arriba de las partes frontal, trasera, izquierda y derecha del ano para hacer ascender la energía hasta el sacro (*véase* fig. 3.12). Mantenla ahí. Respira con normalidad y, suavemente, balancea las pesas. Deberías sentir una línea de energía que desde el centro sexual asciende hasta el sacro.

2. La puerta de la vida: una vez sientas el *chi* en el sacro, llévalo hasta la puerta de la vida en la espina dorsal, en el lado opuesto al ombligo (*véase* fig. 3.13). Mantén el *chi* ahí, y continúa balanceando las pesas. Con cada balanceo, empuja más hacia arriba la energía.

3. El punto T11: desde la puerta de la vida, lleva la energía hasta la vértebra T11, en el punto opuesto al plexo solar (*véase* fig. 3.14). Siente la línea de energía mientras asciende hasta el T11.

4. El punto C7: lleva la energía desde el centro sexual, pasando por el sacro, la puerta de la vida y el T11 hasta la vértebra C7, en la base del cuello (*véase* fig. 3.15). Siente la línea de energía desde los órganos sexuales hasta el C7.

5. Base del cráneo: después, lleva el *chi* a través del sacro, la puerta de la vida, el T11 y el C7 hasta llegar a la base del cráneo (*véase* fig. 3.16). Siente la línea de *chi* fluyendo desde los órganos sexuales hasta la base del cráneo.

6. Coronilla y glándula pineal: dirige el *chi* hasta la coronilla, donde se encuentra la glándula pineal (*véase* fig. 3.17). Recuerda que las glándulas sexuales están estrechamente relacionadas con las glándulas pineal y pituitaria. De hecho, podrás sentir la conexión existente entre todas estas glándulas cuando se estimulan.

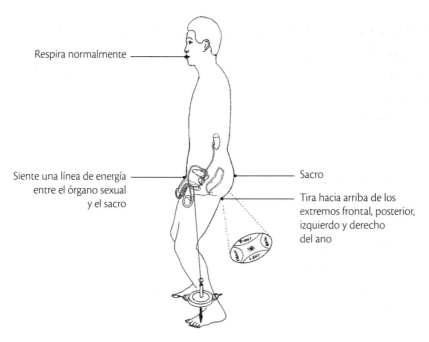

Respira normalmente

Siente una línea de energía entre el órgano sexual y el sacro

Sacro

Tira hacia arriba de los extremos frontal, posterior, izquierdo y derecho del ano

Fig. 3.12. Haz ascender la energía hasta el sacro

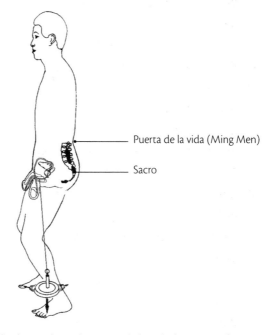

Puerta de la vida (Ming Men)

Sacro

Fig. 3.13. Lleva el *chi* desde el sacro hasta la puerta de la vida (Ming Men)

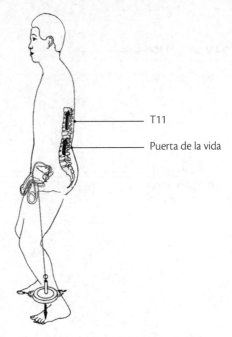

Fig. 3.14. Lleva la energía desde la puerta de la vida hasta el T11

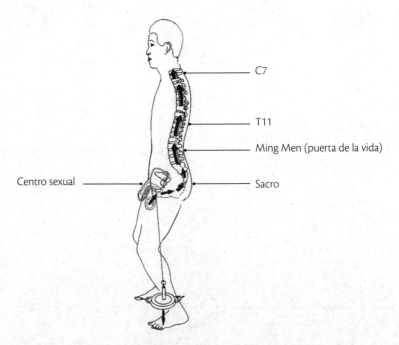

Fig. 3.15. Lleva la energía desde el centro sexual hasta el C7

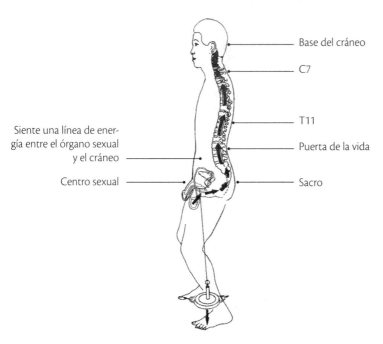

Fig. 3.16. Lleva la energía desde el órgano sexual hasta la base del cráneo

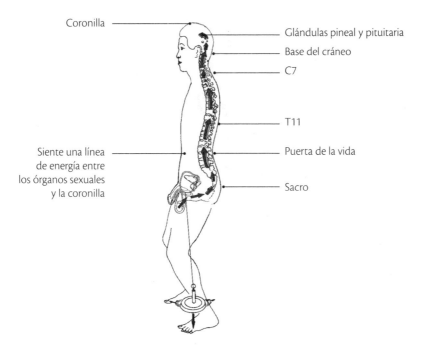

Fig. 3.17. Dirige la energía desde los órganos sexuales hasta la coronilla

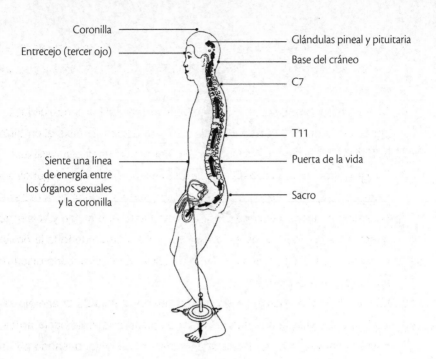

Coronilla

Entrecejo (tercer ojo)

Siente una línea
de energía entre
los órganos sexuales
y la coronilla

Glándulas pineal y pituitaria

Base del cráneo

C7

T11

Puerta de la vida

Sacro

Fig. 3.18. Lleva la energía desde los órganos sexuales hasta el tercer ojo

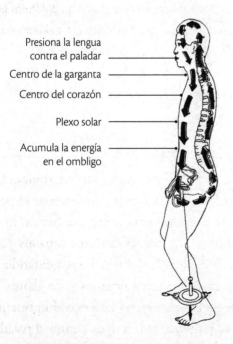

Presiona la lengua
contra el paladar

Centro de la garganta

Centro del corazón

Plexo solar

Acumula la energía
en el ombligo

Fig. 3.19. Haz circular el *chi* por toda la órbita microcósmica y acumula la energía
en el ombligo

7. El «tercer ojo»: lleva el *chi* hasta el tercer ojo, el punto que existe entre las cejas, llamado también la «cámara de cristal», donde se ubica la glándula pituitaria (*véase* fig. 3.18).

8. Con la lengua pegada al paladar, haz bajar el *chi* hasta el centro de la garganta, el centro del corazón, el plexo solar y, finalmente, hasta el ombligo (*véase* fig. 3.19). La energía sobrante se derramará en el centro sexual.

9. En este punto, habrás conseguido llevar la energía desde los órganos sexuales a través de la espina dorsal hasta la parte superior de la cabeza, para luego hacerla descender por delante hasta el ombligo y volver de nuevo a los órganos sexuales, circulando así a lo largo de toda la órbita microcósmica. Este proceso refina y potencia el *chi* al hacerlo discurrir por los centros de energía.

10. Una vez la órbita microcósmica queda abierta al flujo de la energía sexual, lo único que tienes que hacer es empujar la energía hacia arriba, hasta la cabeza, y luego hacia abajo, hasta el ombligo, pasando por la lengua. Concéntrate en impulsar la energía hacia arriba, circulando por la órbita microcósmica, y en almacenarla en el ombligo. El *chi* fluirá con rapidez a través de todos los centros, y ya no tendrás necesidad de impulsarlo a través de cada uno de los puntos de la espina dorsal.

Levantamiento de pesas chi avanzado: utilizar los órganos internos

Los riñones ayudan a sostener el peso

En las fases iniciales del levantamiento de pesas chi son los riñones los que proporcionan la verdadera fuerza interior para contrarrestar el peso (*véase* fig. 3.20). Pero, una vez te capacitas para sentir esa fuerza, te va a resultar también más fácil recurrir a la fuerza de otros órganos para poder levantar pesos mayores. A medida que vayas incrementando el peso, comienza a utilizar la fuerza del resto de órganos y de glándulas para aumentar el empuje con el cual contrarrestas las pesas. El principal secreto del poder interior estriba en presionar la lengua contra el paladar mientras diriges la energía de los órganos hacia ella.

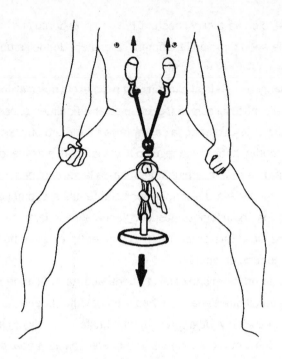

Fig. 3.20. En las fases iniciales del levantamiento de pesas chi son precisamente los riñones los que proporcionan la fuerza interior con la que contrarrestas el peso

1. Comienza siempre llevando la energía hasta la cabeza varias veces para asegurarte el flujo en la órbita microcósmica.

2. Inspira a pequeños sorbos, tirando del lado izquierdo del ano, y haz girar en espiral la energía hasta el riñón izquierdo. Inspira de nuevo, tira del lado derecho del ano y haz girar en espiral la energía hasta el riñón derecho (*véase* fig. 3.21). Aguanta la energía ahí, y siente cómo impulsas el *chi* que hay en los riñones hacia la lengua resistiendo el peso. Algunos hombres dicen que sienten de inmediato cómo los riñones les permiten soportar el peso.

3. Exhala, manteniendo el empuje para sujetar el peso desde el perineo y los riñones, y luego respira normalmente. Con cada balanceo de las pesas, tira más desde los órganos sexuales y los riñones. Haz entre 36 y 49 balanceos.

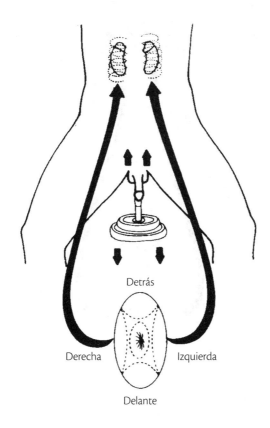

Detrás

Derecha   Izquierda

Delante

Fig. 3.21. Cuando sientas el peso, inspira y tira de los lados izquierdo y derecho del ano. Envuelve la energía en torno a los riñones

El bazo y el hígado tiran del peso

No olvides mantener relajado el pecho durante estos ejercicios. Por otra parte, puedes practicar el levantamiento de pesas desde el bazo y desde el hígado, tanto juntos en un mismo ejercicio como por separado.

1. Bazo: comienza de nuevo por el lado izquierdo, tirando desde el lado izquierdo del ano y el perineo. Sé consciente del bazo, situado a la izquierda, por debajo de la caja torácica (*véase* fig. 3.22). (El bazo está ubicado cerca de la espalda, un poco por encima del riñón izquierdo y de la glándula suprarrenal). Contrae la parte izquierda del ano mientras inspiras un breve sorbo de aire. Tira del *chi* hacia el bazo y el riñón izquierdo

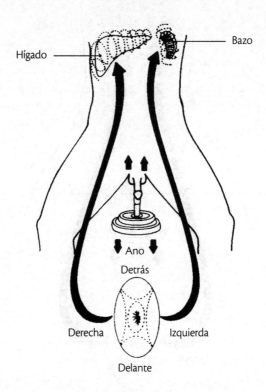

Hígado

Bazo

Ano

Detrás

Derecha

Izquierda

Delante

Fig. 3.22. Inspira y tira hacia arriba del lado izquierdo del ano, dirigiendo la energía hasta el bazo. Inspira y tira hacia arriba del lado derecho del ano, dirigiendo la energía hasta el hígado. Envuelve estos dos órganos con la energía

mientras das otro sorbo. Envuelve el *chi* en torno al bazo, e introdúcelo también en él, y mantén la lengua pegada al paladar. Después, mientras percibes su conexión con los genitales, tira de la energía acumulada en el bazo y llévala a la lengua, y eleva los genitales, lo cual hará que levantes las pesas.

2. Hígado: sigue el mismo procedimiento que has seguido con el bazo, pero desde el lado derecho, puesto que el hígado está situado a la derecha de la caja torácica. Tira del lado derecho del ano y del perineo; y, mientras inspiras, lleva el *chi* hasta el riñón derecho. Toma conciencia del hígado y tira del *chi* para introducirlo en él dos veces. Envuelve y llena de *chi* el hígado. Tira de la energía hacia la espalda, cerca del riñón derecho y la correspondiente glándula suprarrenal, y pega la lengua al paladar. Después, mientras sientes su conexión con los genitales, lleva la energía

desde el hígado hasta la lengua. Tira hacia arriba de los genitales, con lo cual levantarás las pesas.

3. Combina los dos procedimientos, el del bazo desde la parte izquierda, y el del hígado desde la derecha, para levantar las pesas, y lleva la energía combinada de ambos hasta la lengua.

Levantamiento con los pulmones

Levantar las pesas con los pulmones se considera una práctica avanzada, puesto que es más difícil controlar el procedimiento que con el resto de órganos y glándulas. Antes de que intentes hacer el levantamiento de pesas chi con los pulmones, practica llevando la energía a cada uno de los órganos inferiores sucesivamente, llevando después la energía del órgano hasta la lengua. Tira del *chi* de los órganos inferiores hasta que sientas realmente que los pulmones se contraen, y sólo atrévete a levantar con los pulmones cuando sientas que la energía llega desde los órganos inferiores. Pero, recuerda: no utilices la fuerza en este ejercicio; emplea el *chi* para levantar las pesas junto con un ligero esfuerzo muscular y un fuerte poder mental.

Convendría que practicaras primero cada uno de los pasos por separado. Posteriormente, todos los pasos se podrán combinar en un único ejercicio. El procedimiento es el que se describe a continuación.

1. En primer lugar, inspira y expande la parte superior izquierda del estómago, cerca de la caja torácica, a la izquierda. Inspira de nuevo y mete el estómago hacia la espalda, hacia arriba a la izquierda en la caja torácica. Empuja el hombro izquierdo e inclínate ligeramente hacia delante.

2. Inspira un sorbo de aire y tira de la parte izquierda del ano hacia el pulmón izquierdo, mientras tiras hacia arriba de los órganos sexuales. Tira hacia arriba del riñón izquierdo, y luego tira hacia arriba también del bazo. Siente cómo el riñón izquierdo y el bazo ayudan al pulmón izquierdo. Contrae los músculos alrededor del pulmón izquierdo y lleva el *chi* hacia arriba, a través de los órganos internos, para inundar y envolver de energía el pulmón (*véase* fig. 3.23).

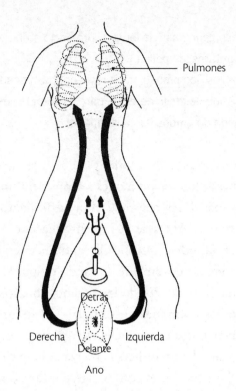

Pulmones

Detrás

Derecha   Izquierda

Delante

Ano

Fig. 3.23. Inspira y tira de ambos lados del ano, dirigiendo la energía a través de los órganos inferiores hasta los pulmones. Envuelve la energía en torno a los pulmones

3. Tira del *chi* hacia arriba desde el lado izquierdo del ano hasta la vejiga, el riñón izquierdo, la glándula suprarrenal y el bazo, hasta que sientas que el pulmón se contrae. Siente todos estos órganos en una línea entre el pulmón y los genitales, y utiliza los órganos para empujar la energía hasta la lengua. Presiona fuertemente la lengua contra el paladar, mientras haces que el *chi* ascienda a través de los órganos hasta el pulmón izquierdo.

4. Sigue el mismo procedimiento con el lado derecho hasta que puedas sentir una línea a través de todos los órganos asociados –es decir, el riñón derecho y el hígado– hasta el pulmón derecho. Cuando sientas la conexión fascial con los genitales, utiliza todos los órganos inferiores para tirar de los genitales hacia arriba, hacia los pulmones, con lo cual les ayudarás a levantar las pesas. En cuanto seas capaz de ejercer tal fuerza desde los pulmones podrás eliminar el procedimiento de expandir la zona del estómago.

Levantamiento con el corazón (¡con suma precaución!)

Para trabajar con el corazón, deberás asegurarte primero de que controlas el resto de órganos, pues tanto el corazón como los pulmones pueden congestionarse fácilmente con la energía, lo cual puede provocar dolores en el pecho y dificultades para respirar. Si tienes alguno de estos problemas, date pequeños golpecitos en la región que se extiende en torno al corazón y practica el sonido curativo relacionado con este órgano. (Los seis sonidos curativos se describen en el capítulo 5 de este libro y en *Sabiduría emocional: Herramientas cotidianas para transformar la ira, la depresión y el miedo,* Ediciones Obelisco, 2010).

Antes de levantar las pesas, deberás aprender a llevar el *chi* al corazón y practicarlo. Procede del siguiente modo, siempre con mucha precaución:

1. Crea una bola de energía en el centro del abdomen, por encima del ombligo (*véase* fig. 3.24).

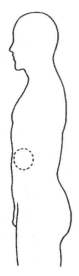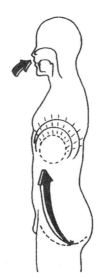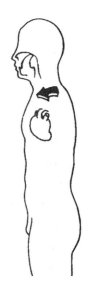

| 1. Crea una bola de energía por encima del ombligo. | 2. Inspira y tira hacia arriba de la parte delantera del ano, y expande la «bola de *chi*» por debajo del esternón. | 3. Presiona el paladar con la lengua y empuja el hombro izquierdo hacia delante. Siente el corazón. |

Fig. 3.24. Expandir la bola de *chi* por debajo del esternón

2. Inspira un sorbo de aire, tira hacia arriba de la parte delantera del ano y expande la bola de *chi* hacia arriba, hacia la caja torácica.

3. Inspira otro sorbo de aire, lleva la bola de *chi* hacia dentro y, a continuación, tira de ella hacia arriba, por debajo del esternón. Expándela bajo el esternón en dirección a la espalda y hacia el lado izquierdo.

4. Presiona el paladar con la lengua, empuja el hombro izquierdo hacia delante y siente tu corazón.

5. Exhala lentamente y regula tu respiración.

6. Cuando lo hayas practicado todo suficientemente, elimina el paso en el que expandes la zona abdominal. Simplemente, inspira a sorbos, tira hacia arriba de la parte delantera del ano y tira hacia arriba de los órganos sexuales. Tira hacia arriba del abdomen, hacia la caja torácica, y lleva el *chi* hasta el corazón, utilizando su poder. Llena el corazón de *chi* y envuélvelo con *chi*.

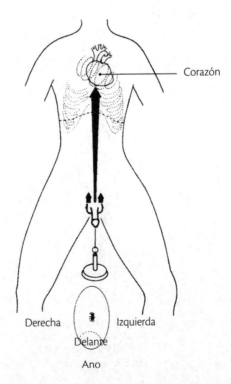

Fig. 3.25. Tira hacia arriba de la parte delantera del ano y dirige la energía al corazón. Envuelve el corazón con la energía

7. Tira hacia arriba de los genitales, la vejiga, los riñones, el hígado y el bazo, hacia la lengua. Contrae los músculos en torno al corazón y los pulmones, y tira hacia arriba del *chi* de cada uno de los órganos inferiores sucesivamente. Comienza el ascenso de la energía con los órganos inferiores, y lleva el *chi* hacia arriba a través de cada uno de ellos hasta alcanzar el corazón.

8. Cuando estés preparado para practicar el levantamiento de pesas chi desde el corazón, simplemente tira hacia arriba de la parte delantera del ano, los genitales, la vejiga, los riñones, el hígado y el bazo hacia el corazón (*véase* fig. 3.25). Emplea el poder del corazón y de los pulmones para ayudar al resto de órganos y glándulas a tirar desde los genitales, levantando así las pesas.

Cómo aportar fuerza al corazón y los pulmones desde la glándula del timo

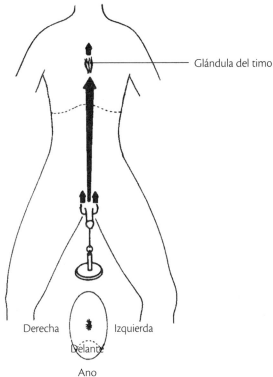

Fig. 3.26. Cómo levantar las pesas contrayendo el timo

Se puede conseguir la fuerza combinada del timo, el corazón y los pulmones contrayendo los músculos que los rodean.

1. En primer lugar, hunde el esternón hacia la espalda y empuja los pulmones hacia el timo, que se encuentra bajo el esternón, mientras exhalas.
2. Después, conecta el *chi* del corazón con el timo, que se encuentra muy cerca del corazón. De este modo, podrán trabajar juntos para hacer ascender el *chi* desde los órganos inferiores, tirar hacia arriba los genitales y levantar las pesas (*véase* fig. 3.26).

Cómo estirar desde las glándulas pineal y pituitaria

La lengua y los ojos son las principales herramientas para el control de las glándulas pineal y pituitaria.

1. En primer lugar, presiona la lengua contra el paladar y gira los ojos hacia arriba. Luego, contrae los músculos oculares hacia la mitad del cerebro y la glándula pituitaria.
2. Contrae el cráneo desde todos los lados. Es decir, presiona hacia dentro desde la coronilla, la base de la mandíbula inferior, cerca de la garganta, y desde delante, detrás, izquierda y derecha del cráneo, comprimiendo suavemente el centro del cerebro. Después, concéntrate en el punto central por detrás del entrecejo y prepárate para hacer ascender la energía hasta la glándula pituitaria. Ten en cuenta que estás utilizando los músculos del cráneo para incrementar la presión en esta zona.
3. Contrae la zona central del ano, y tira del *chi* hacia arriba hasta que llegue al cerebro.
4. Contrae los pulmones, el corazón y el timo, y empuja su energía hacia arriba, hasta el centro del cerebro. La pituitaria tira de la energía desde el timo, el corazón, los pulmones, el bazo, el hígado, las glándulas suprarrenales, los riñones, la vejiga y los órganos sexuales. Todos estos órganos colaborarán para tirar hacia arriba de las pesas (*véase* fig. 3.27).
5. Repite el ejercicio, concentrándote ahora en la glándula pineal, que se encuentra por debajo de la coronilla.

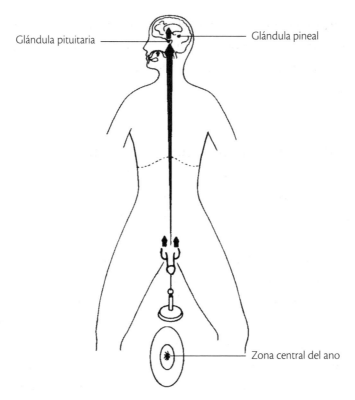

Glándula pituitaria —————————————— Glándula pineal

Zona central del ano

Fig. 3.27. Contrae la zona central del ano y tira hacia arriba hasta el cerebro.
Levanta las pesas contrayendo la glándula pituitaria

Haz circular la energía a través de la órbita microcósmica
Conviene que seas cauto, dado que todos los pasos de este ejercicio son
sumamente poderosos. Cuando hayas realizado todos los pasos detalla-
dos arriba, haz circular la energía varias veces a lo largo de la órbita microcósmica, acumulando la energía en el ombligo. Ésta es una medida de
seguridad muy importante. Finalmente, despréndete de las pesas.

Después del levantamiento de pesas chi
Cuando te hayas liberado de las pesas, practica dos o tres veces la cerradura de poder hasta la coronilla, y masajéate los órganos sexuales de nuevo. En primer lugar, masajéate los genitales, el sacro y el perineo con el
paño, y luego practica las técnicas del masaje energético sexual. Como ya

se ha comentado anteriormente, el tao universal no se hace responsable del uso o mal uso de estos ejercicios. En cualquier caso, las técnicas de masaje son tu mejor protección, por lo que convendrá que no te olvides de ellas.

Precauciones y sugerencias para la práctica

La mejor precaución que puedes tomar es hacer uso del sentido común. Sea como sea, lee con atención esta sección para comprender plenamente este ejercicio.

Advertencia: si eres consciente de que tienes un coágulo de sangre debido a circunstancias previas a este ejercicio, consulta a tu médico para que te asesore sobre la posible gravedad o no del problema antes de intentar hacer el levantamiento de pesas chi. Los coágulos de sangre deberían de haberse disuelto por completo antes de realizar este ejercicio con total seguridad, pues, de lo contrario, el coágulo podría soltarse y reubicarse en algún punto vital, lo cual podría tener graves o incluso letales consecuencias. Una revisión médica debería revelar si las técnicas del masaje energético sexual o las del levantamiento de pesas chi se pueden utilizar o no con plena seguridad. Si el médico no puede darte esa seguridad, pregúntale qué opciones te puede ofrecer para resolver o aliviar el problema, puesto que existen métodos eficaces para eliminar los coágulos de sangre. No obstante, el tao universal no se hace responsable de tus decisiones, que deberían estar dirigidas en todo momento por el asesoramiento médico y tu propia sensibilidad interior.

1. Asegúrate de que la órbita microcósmica esté libre de cualquier bloqueo.
2. Convendría que estuvieras bien versado en todos los requisitos previos antes de realizar este ejercicio. Sin un dominio mínimo del chi kung Camisa de Hierro, que arraiga el cuerpo y extrae la energía de la tierra, el alumno puede no estar suficientemente arraigado como para acumular energías externas de manera segura. Lee el capítulo 5, donde encon-

trarás instrucciones resumidas, y consulta el libro *Chi Kung Camisa de Hierro* (Editorial Sirio, 2011) para un conocimiento más completo de la práctica de la Camisa de Hierro. Sin los seis sonidos curativos, los órganos pueden sobrecalentarse, y sin la meditación de la órbita microcósmica no tiene sentido hacer ejercicio alguno de los que se enseñan en este sistema. El único resultado de todo esto sería un problema tras otro. Ve al capítulo 5 si deseas leer las instrucciones de la órbita microcósmica y los seis sonidos curativos.

3. Los hombres que no dominan la cerradura de poder sexual y que, por tanto, no pueden evitar una eyaculación, no deberían practicar el levantamiento de pesas chi. Practica, por tanto, las técnicas del amor curativo, como la respiración testicular y la compresión escrotal, que se ofrecen en el capítulo 1. Si ya dominas estas técnicas, pero pierdes fluido seminal accidentalmente, abstente de realizar el levantamiento de pesas chi durante al menos dos o tres días después de la pérdida. Convendrá que estés preparado para reducir drásticamente el peso que sueles levantar, dado que el *chi* disminuye con la pérdida de fluido seminal, con lo que la práctica se hace insegura.

No hay ningún problema en practicar el levantamiento de pesas chi después de haber mantenido relaciones sexuales, siempre y cuando hayas retenido el fluido seminal, claro. Sin embargo, deberías de reducir el peso si sientes que el acto sexual te ha drenado de alguna manera.

4. Los antiguos maestros taoístas aconsejaban abstenerse del sexo durante cien días desde el inicio de esta práctica, de modo que, para obtener los mejores resultados en el mundo moderno, abstente al menos hasta que hayas dominado cómodamente los pesos más livianos, y no intentes acelerar el proceso por este motivo. Conviene que retengas plenamente tu energía sexual antes de poder practicar con seguridad el levantamiento de pesas chi.

5. Presta especial atención a no dejar que se acumule demasiada energía sexual en la cabeza. Los dolores de cabeza, el adormecimiento o las molestias se pueden aliviar presionando la lengua contra el paladar y sacando la presión de la cabeza, llevando la energía a través de la lengua hasta

el ombligo. Haz girar la energía en espiral, siguiendo los mismos procedimientos utilizados al término de la meditación de la órbita microcósmica.

6. Recuerda que el ejercicio de la compresión escrotal, que se encuentra en el capítulo 1, es la mejor forma de recuperar la energía sexual que estás extrayendo de los testículos. Realiza este ejercicio tras la práctica del levantamiento de pesas chi.

7. Cuando se domina la técnica del levantamiento de pesas chi, existe la posibilidad de que los testículos se retraigan al interior del cuerpo después de desprenderse de las pesas. Pues bien, no te alarmes por ello. Ningún perjuicio se deriva de esto, siempre y cuando te relajes y no te provoques ninguna lesión debido al miedo o a las precipitaciones. Puedes emplear la técnica de la compresión escrotal, aunque no es necesario en modo alguno, pues los testículos volverán a descender por sí solos al cabo de unos minutos o, como mucho, al cabo de varias horas.

Antiguamente, se consideraba una virtud inapreciable entre los artistas marciales varones que fueran capaces de retraer los testículos en el interior del cuerpo para protegerlos de los ataques de un oponente. Por otra parte, en los círculos espirituales se consideraba una práctica valiosa porque la conservación del ching chi dejaba de gravar a los órganos y las glándulas si no se producía esperma. (Los testículos no pueden producir esperma cuando se retraen en el interior del cuerpo). Los adeptos taoístas que practican para alcanzar este objetivo logran con el tiempo acceso pleno a su energía interior.

La energía sexual se transforma en energía de fuerza vital, que a su vez se transforma en energía espiritual. Ser capaz de detener la producción de esperma o de óvulos significa que nos evitamos un paso en la transformación de la energía, dado que puedes disponer directamente de la energía de fuerza vital. Esto no quiere decir que estemos abogando aquí por esta práctica. Lo que hacemos, simplemente, es informar de sus ramificaciones. Los antiguos maestros vieron en esto un atajo para el cultivo de la energía espiritual, pues se ahorraban un paso en el proceso.

8. Jamás intentes levantar las pesas sin utilizar los órganos sexuales al completo. El paño deberás atarlo alrededor del pene y de los testículos,

todo junto. Utilizar los testículos solos va en contra del sentido común, pero hay gente que se siente tentada de intentar cosas nuevas sin haberse leído primero las instrucciones.

9. Jamás levantes pesas mientras tienes una erección, pues puede resultar sumamente doloroso al expandirse la presión del peso hacia el ya congestionado glande del pene. Además, levantar pesas con una erección puede generar trastornos que deriven en coágulos de sangre.

10. Para prevenir el doloroso deslizamiento del paño, aprieta bien el nudo en la base de los testículos, de tal modo que esté casi en contacto con el perineo. Intenta que el nudo esté bien apretado en torno a los genitales, pero no tanto como para cortar la circulación sanguínea.

11. En las etapas iniciales de la práctica, podrías sentir un ligero dolor en los genitales o en el abdomen a causa del levantamiento de las pesas. En estos casos, masajea con mucho cuidado antes y después del levantamiento de pesas chi, y sigue los procedimientos con mucha precaución. El masaje debería aliviar cualquier dolor que puedas sentir.

A medida que tus órganos sexuales se vayan fortaleciendo, el dolor irá cediendo gradualmente. Estas molestias no se diferencian demasiado de las molestias musculares que se generan con el levantamiento de pesas normal. Hay incluso hombres que tienen fiebre, pero no se conocen casos de infecciones en los testículos debido a este ejercicio. También puedes utilizar sólo las técnicas de masaje hasta que el dolor ceda, y luego reanudar el ejercicio.

12. Si sientes dolor en los órganos internos tras el entrenamiento, practica la meditación de la órbita microcósmica y los seis sonidos curativos hasta que desaparezca el dolor, que puede ser una señal de sobrecalentamiento. Esto supondría dejar la práctica del levantamiento de pesas chi hasta que el dolor remita. También puede ser un indicio de que tus órganos internos no están sanos. Si así fuera, practica las técnicas menos avanzadas, en lugar del levantamiento de pesas chi, hasta que puedas levantar pesos cómodamente.

13. Si te hicieras un rasguño en los órganos sexuales, limpia bien la zona y deja que se cure antes de proseguir con la práctica, pues es mejor no le-

vantar pesas si los genitales no están en perfectas condiciones. Puedes utilizar alguna medicación que hayas utilizado anteriormente, siempre y cuando los órganos sexuales se mantengan secos. (El peróxido de hidrógeno es muy eficaz para mantener las heridas limpias y secas). Por otra parte, la mayor parte de los medicamentos no se deben utilizar en o alrededor del glande.

14. Aunque es mejor levantar menos peso durante prolongados períodos de tiempo que levantar pesos considerables durante cortos períodos, no conviene que levantes peso alguno durante más de 60 segundos, pues debes evitar a toda costa que se corte la circulación de la sangre en los testículos.

15. No te excedas ni permitas que ningún otro se exceda con el ejercicio, porque existe el riesgo de que os hagáis daño. Si tienes la más mínima sensación de que algo no va bien, despréndete de las pesas inmediatamente.

16. Si no has practicado durante algo más de una semana, no continúes con el mismo peso que eras capaz de levantar antes de ese período de inactividad. Recupera la forma de nuevo poco a poco, para que no te lastimes.

17. Si sientes que estás bajo de energía y, con todo, optas por hacer el ejercicio, dedica más tiempo al masaje de genitales, y menos al levantamiento en sí.

18. Durante un proceso de desintoxicación o purificación, pueden aparecer síntomas como diarrea, náuseas o malestar en alguno de los órganos como consecuencia del mismo proceso de limpieza. Sin embargo, estos síntomas son pasajeros. El levantamiento de pesas chi (junto con la práctica del golpeo ofrecida en el libro *Nei Kung de la médula ósea*) puede poner en marcha efectos a largo plazo que, en última instancia, serán sumamente beneficiosos:

• Durante los cien primeros días de práctica puede darse un descenso del impulso sexual debido a la transferencia de energía sexual a los centros superiores para sanar los órganos y las glándulas. Una vez el organismo haya reparado los puntos débiles, la energía sexual se incrementará en gran medida, restableciéndose así el impulso sexual.

- Puede aparecer cierta necesidad por beber más agua como consecuencia de los cambios en el metabolismo.
- La práctica puede provocar un incremento o bien una pérdida del apetito, acompañado por una intensa sensación de agotamiento. Esto puede formar parte del proceso de reequilibrio por el que pasa el organismo cuando se asimila la energía. Hay personas con sobrepeso que empiezan a perder peso, y hay personas excesivamente delgadas que empiezan a comer mucho más.
- Cuando se practica el levantamiento de pesas chi, uno puede sentir calor o frío, pueden aparecer espasmos musculares, temblores, escalofríos o, simplemente, una sensación «extraña» generalizada. Quizás el cuerpo no se haya acostumbrado aún al incremento de *chi*, o tal vez la energía esté combatiendo enfermedades en el organismo, y de ahí tales síntomas. Recurre a tu propio juicio para decidir si debes continuar con el proceso. Pero si aparecen problemas físicos graves y persistentes, consulta con tu médico.
- Cuando se alcanzan determinados niveles en la práctica, hay personas que afirman que sueñan profusamente. Esto puede deberse a un exceso en la práctica del levantamiento de pesas chi y del golpeo, o quizás a que se están golpeando con demasiada fuerza, lo cual provoca un sobrecalentamiento de los órganos. Por otra parte, si sientes que el cuerpo físico está demasiado duro y tenso, puede que haya emociones bloqueadas en los músculos y los órganos. El proceso de golpeo puede liberar esas emociones, mientras que el dolor que se siente en los tendones y los músculos puede provocar en gran medida la abundancia de sueños. El incremento de *chi*, y su lucha contra las enfermedades en el organismo, pueden causar importantes cambios internos, lo cual puede estar también en el origen de la excesiva ensoñación.

19. Ten mucho cuidado si padeces tensión arterial alta. Para ello, concéntrate en abrir la órbita microcósmica. Una vez abierta y con el *chi* fluyendo, la presión arterial se puede reducir y, con el tiempo, controlar.

20. No practiques el levantamiento de pesas chi con el estómago lleno. Espera al menos una hora después de comer para comenzar con el ejerci-

cio. Por otra parte, no pierdas *chi* cuando hayas terminado de ejercitarte, lo cual significa, entre otras cosas, que no comas nada durante media hora o hasta una hora después de terminar el ejercicio.

21. No te duches inmediatamente después de la práctica, especialmente si has sudado. Dale tiempo a tu organismo para que se enfríe, pues todavía estás absorbiendo *chi* durante un tiempo después, de ahí que convenga no desprenderse de la energía externa.

22. Si te has duchado o bañado antes del ejercicio, asegúrate de secarte a conciencia pues, de otro modo, puedes provocar alguna escoriación al tener la piel todavía húmeda en el momento de aplicar las pesas.

23. Considera la posibilidad de rasurarte el vello púbico, pues si lo tienes largo, puedes tener tirones durante el levantamiento de pesas chi.

24. Conviene que orines o defeques antes de la práctica. Si no puedes, intenta esperar una o dos horas después del ejercicio antes de realizar estas funciones para no perder el *chi* acumulado.

    De este modo, le darás tiempo al organismo para absorber el *chi* en los huesos, los órganos y las glándulas. Y no olvides acumular la energía en el ombligo.

25. En un clima cálido, no bebas demasiada agua fría, porque el organismo tiene que emplear una gran cantidad de energía interna para calentarla. También puede significar un exceso de energía fría en el corazón, lo cual puede ser perjudicial.

26. Muchos son los practicantes que informan de una pérdida del deseo de ingerir alcohol, drogas, tabaco, café y té como consecuencia de la desintoxicación puesta en marcha con el levantamiento de pesas chi. En cualquier caso, es mejor evitar estas sustancias tóxicas, pero ten en cuenta que te van a satisfacer menos si te desintoxicas a un ritmo mayor del que precisan estas sustancias para ser absorbidas. La estimulación que ofrecen puede no llegar a darse, si se ven forzadas a abandonar el organismo antes de que puedan afectarte.

27. No estés descalzo sobre un suelo frío durante la práctica. Si no tienes moqueta, pon una toalla en el suelo, pues el suelo frío drenará tu energía.

28. En las primeras fases, evita practicar por la noche, porque es posible que luego no puedas dormir. Cuando estés ya versado en el ejercicio podrás hacerlo en cualquier momento.

29. Recuerda que el propósito del ejercicio es elevar tus niveles de energía y liberar tu cuerpo de toxinas, y en modo alguno fomentar la violencia o la insensatez. No vayas al bar donde te reúnes con los amigos diciendo que eres «el campeón de levantamiento de pesas sexual del tao universal», pues descubrirás que cosas como ésta no son bien recibidas en determinados ambientes sociales.

30. Sé consciente de que las prácticas que atraen energía sexual a tu organismo pueden extender cualquier infección venérea que puedas tener con anterioridad, por lo que convendrá que te asegures de que no tienes esos problemas antes de practicar con el masaje energético sexual o el levantamiento de pesas chi.

Advertencia: estate atento a las reacciones de tu cuerpo ante el levantamiento de pesas chi. Aunque este sistema es bien conocido por sus muchas especificaciones de seguridad para evitar efectos secundarios, es difícil tener en cuenta las numerosas diferencias internas existentes entre las personas. *Cualquier* problema del que no se hable en este libro debería de consultarse en el tao curativo universal. En tales casos, el levantamiento de pesas chi debería abandonarse de inmediato hasta que sepas exactamente qué ocurre.

4

Limpieza, desintoxicación y nutrición para la salud prostática

Para tener la próstata en óptimas condiciones tendrás que favorecer su adecuado funcionamiento mediante la apertura y limpieza de lo que se conoce como las puertas delantera y trasera del cuerpo. Además, una alimentación adecuada será de gran ayuda en todos los aspectos, por lo que seguir determinadas directrices nutricionales será particularmente eficaz en la prevención del cáncer prostático.

La puerta trasera

El colon

La clave para la salud de la puerta trasera, y en gran medida para la salud de todo el organismo, estriba en lo bien que elimines las toxinas y los desechos acumulados de todo aquello que has ingerido. En cuanto al colon –que incluye el ano, el recto y la totalidad de la zona inferior del abdomen–, los taoístas recomiendan encarecidamente ciertas prácticas de limpieza regular para liberarse de cualquier acumulación de toxinas. Las más importantes de ellas son la limpieza de colon y el cepillado de la piel seca, aunque también se recomiendan los baños solares, la limpieza del recto y la limpieza de cara con una esponja natural. Estas prácticas higiénicas se describen con más detalle a continuación.

En términos generales, una respiración profunda y consciente –expandiendo los abdominales inferiores para introducir el aire y dando espacio así a los pulmones, y la posterior contracción de los abdominales para expulsar el aire viciado– ayuda a activar y reparar todos los procesos de eliminación naturales del organismo. De este modo, cualquier tipo de ejercicio aeróbico será sumamente útil en la eliminación, al activar los pulmones, los cuales activarán, a su vez, el órgano con el cual están emparejados, el colon. Y, a la inversa, si limpias la puerta trasera, estarás mejorando también la respiración.

Si nunca te has hecho una limpieza de colon o de recto y has estado acumulando toxinas durante veinte, treinta o cuarenta años, no tienes más que imaginar lo que puede haber. Tienes que limpiar esta zona del cuerpo del mismo modo que limpias el otro extremo del aparato digestivo, es decir, la boca y los dientes. Por otra parte, con la limpieza de colon comenzarás a eliminar los excesos de grasas y ácidos del organismo.

La limpieza de colon

La limpieza de colon consiste en la irrigación del colon con agua a fin de extraer los desechos y residuos compactos de los alimentos. Existen dos tipos de limpieza de colon: el sistema abierto y el sistema cerrado. En el sistema abierto se introduce en el recto un conducto de punta fina que está conectado a un recipiente lleno de agua templada. Se pueden añadir otros ingredientes al agua, conocidos como implantes, entre los cuales están la clorofila, el café, el ajo, las sales de Epsom o una combinación de todos ellos. Por otra parte, la limpieza de colon cerrada la debe realizar un terapeuta de colon con un dispositivo especial, en el cual una inserción metálica introduce el agua en el colon y extrae los desechos evacuados.

El proceso de la limpieza de colon es similar al de un lavado de boca, salvo que se realiza en el colon, claro está. Lo que haces es lavar la pared interna del colon, liberándola así de cualquier bloqueo. Pero mientras que el sistema cerrado utiliza una máquina para introducir el agua y extraer los residuos, el sistema abierto recurre a la gravedad y a los músculos del recto

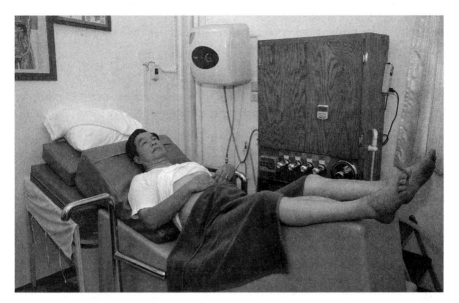

Fig. 4.1. Limpieza de colon en la consulta de un profesional

para eliminar la solución acuosa y los residuos que la acompañan. En este libro vamos a detallar aquellos métodos del sistema abierto que puedes realizar por ti mismo en tu casa, pero, si lo prefieres, también puedes acudir a un profesional para que lo practique en sus instalaciones (*véase* fig. 4.1).

Una serie de limpiezas de colon consiste en la realización de una limpieza de colon cada dos días a lo largo de una o dos semanas. Convendría que hicieras una serie de este tipo de limpiezas cada seis meses, a fin de limpiar tu organismo. La única precaución que hay que tener en este caso se basa en el hecho de que la limpieza de colon extrae de las paredes del aparato digestivo multitud de bacterias naturales que colaboran en la digestión de los alimentos, por lo que tendrás que recurrir a suplementos acidófilos para el cultivo de la flora bacteriana intestinal.

Para la limpieza abierta de colon deberás llenar un recipiente de agua, ponerlo en un lugar elevado del aseo, para proporcionar gravedad al agua, y sentarte sobre un tablero especial donde realizarás el proceso.[5] Mientras

---

5. Consulta la sección de recursos al final del libro, donde encontrarás información relativa a todos los elementos necesarios para una limpieza de colon.

introduces lentamente el agua en el recto a través del conducto, deberás masajearte el abdomen y hacer ligeros ejercicios aeróbicos para ayudar a tu cuerpo a eliminar los desechos (*véanse* figs. 4.2 y 4.3).

Uno de los problemas que los seres humanos tenemos con el colon es que, a diferencia de los animales cuadrúpedos, los seres humanos mantenemos una posición erguida. Debido a ello, nuestro organismo tiene

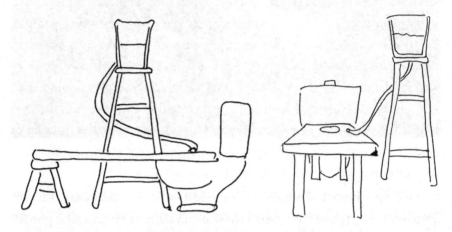

Fig. 4.2. Disposición para una limpieza de colon abierta para administrársela uno mismo

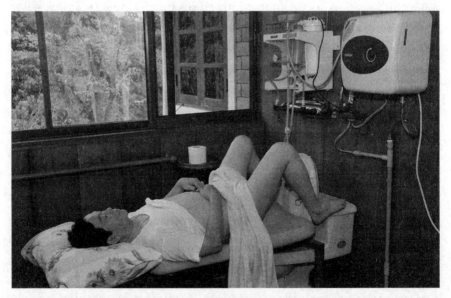

Fig. 4.3. Masaje de abdomen durante una limpieza de colon administrada por uno mismo

que elevar los desechos por el colon ascendente, en contra de la fuerza de gravedad. Esto significa que, si una persona tiene algún déficit de *chi*, va a padecer fácilmente de estreñimiento, lo cual exacerbará cualquier otro trastorno de salud. De ahí que, cuando empieces a limpiar el colon de manera regular, te darás cuenta de hasta qué punto es importante cómo defecas. Los olores, los gases e incluso la forma en la que te sientas se convierten en detalles importantes en tu vida diaria. Si adoptas una dieta depurativa, en la que se incluya abundante clorofila, por ejemplo, no advertirás olor alguno al defecar, ni tampoco acumularás gases. Gran parte de los gases y de los malos olores que asociamos con las deposiciones provienen en realidad de alimentos inadecuados, que no concuerdan con nuestro organismo. De hecho, es la horrible combinación de todo lo que introducimos en nuestro cuerpo –productos animales, productos ácidos, azúcares y féculas– lo que genera una reacción química cuando se descompone; y esto lleva a las explosiones de gas.

La mejor postura para defecar es en cuclillas. En gran parte de Asia no existen los inodoros de asiento porque la gente defeca en cuclillas, un método mucho más higiénico, dado que no te sientas físicamente sobre nada, con lo que eliminas todo riesgo de transmisión de gérmenes. En muchas culturas tradicionales de Asia se utiliza también el agua para lavarse el ano, en lugar del papel higiénico, que puede adherirse al ano e impedir que se seque adecuadamente.

La limpieza de colon

1. Coloca el tablero con la campana de desagüe sobre el inodoro, y apoya el otro extremo del tablero sobre un taburete, o bien acude a un profesional en la limpieza de colon.
2. Conecta el tubo al recipiente, y luego llénalo con agua tibia. Comprueba que el agua fluya bien por el tubo.
3. Inserta el extremo rectal en el tubo sobre la campana de desagüe. Pon algún cojín o acolchado sobre el tablero y túmbate de espaldas sobre él, con las nalgas sobre la campana de desagüe.
4. Aplícate un gel rectal e introduce el extremo rectal en el ano.

5. Relájate. Abre el grifo del tubo y deja que el agua corra libremente.

6. Masajea la parte izquierda del abdomen inferior –el colon descendente–presionando hacia arriba (en dirección contraria al flujo), es decir, hacia la base de la caja torácica. Masajea especialmente cualquier punto sensible. Continúa después por el colon transverso, justo por debajo de la caja torácica, y luego baja por la parte derecha, que es el colon ascendente.

7. Cuando necesites evacuar, alivia el abdomen expulsando el agua. Las heces normalmente saldrán sin necesidad de quitarse el extremo rectal del tubo.

8. Repite los pasos entre 5 y 7 veces, hasta que el recipiente esté vacío (alrededor de 45 minutos). No tires de la cisterna del baño mientras dure la limpieza de colon, pues te resultará muy instructivo observar lo que ha salido de tu cuerpo: unas heces negras verduzcas.

9. Para finalizar, cierra el grifo del tubo, sácate el extremo rectal y levántate del tablero. Limpia bien el tablero y, luego, siéntate en el inodoro para defecar.

10. Lávate bien y, a continuación, acumula la energía en el ombligo del siguiente modo. Comenzando por el ombligo, empuja la energía hacia fuera en espiral, en el sentido de las agujas del reloj, haciendo 36 revoluciones. Cuando hayas completado las revoluciones en el sentido de las agujas del reloj, haz espirales hacia dentro en la dirección contraria, 24 revoluciones, para terminar acumulando la energía en el ombligo.

Haz dos limpiezas de colon al día durante una semana, o bien una cada dos días durante dos semanas.

Implantes

Los implantes son aditivos que se añaden al agua durante la limpieza de colon, y que se emplean para nutrir el organismo y ayudar en la limpieza. Se pueden combinar dos o más de ellos, o bien se pueden utilizar de forma individual.

• Concentrado líquido de clorofila (medio vaso de líquido exprimido de hierba verde).

- Café (2 cucharadas de café molido a fuego lento en un cuarto de litro de agua durante 15 minutos, se cuela y se añade al recipiente de agua).
- Ajo (3 dientes picados y filtrados en el agua del recipiente).
- Jugo de limón (un cuarto de vaso de jugo exprimido en el recipiente).
- Solución salina (1 cucharada de sal marina secada al sol disuelta en el recipiente).
- Sales de Epsom (1 cucharada disuelta en el recipiente).
- Glicotimolina (230 mililitros por cada 19 o 20 litros de agua).
- Acidófilos (un cuarto de botella en el recipiente).

Tras la serie de limpiezas de colon, come sólo frutas y verduras durante dos días. Las puedes preparar al vapor o puedes elaborar una sopa con ellas. Toma también acidófilos dos veces al día durante dos semanas.

Cepillado de la piel seca

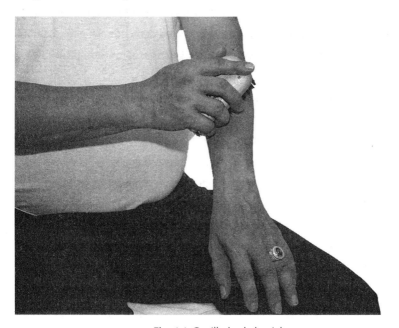

Fig. 4.4. Cepillado de la piel seca

125

En la medicina china se dice de la piel que es el «tercer pulmón» debido a su vínculo con los pulmones y con el intestino grueso. Por este motivo, la limpieza de colon implica también la apertura y la limpieza de los poros de la piel mediante el cepillado de la piel seca y los baños solares. Convendría cepillarse la piel de forma regular a fin de mantener la juventud y fomentar la longevidad, y convendría incluir esta práctica en la limpieza de colon periódica (*véase* fig. 4.4).

Utiliza un cepillo de cerdas o un cepillo de luffa (esponja vegetal) antes de la ducha o baño matutino y antes de acostarte por la noche. Cepilla suavemente, desde los puntos exteriores del cuerpo hacia el centro. Al cabo de un par de minutos, la piel debería adquirir un color rosado, sin llegar a verse roja. El proceso total dura aproximadamente 3 minutos.

1. Haz la meditación de la sonrisa interior (*véase* capítulo 5, donde se dan instrucciones sobre cómo hacer esta meditación).

2. Comenzando por la planta del pie derecho, cepilla desde la planta del pie hacia arriba, a lo largo de toda la pierna, hasta la ingle. Realiza cepillados cortos y rápidos, o bien largos barridos hacia el corazón. Haz tantos cepillados como sea necesario para recorrer la parte delantera, trasera y los lados de la pierna.

3. Repite el segundo paso con la pierna izquierda.

4. Cepilla las nalgas, las caderas, la parte inferior de la espalda y el abdomen con movimientos circulares.

5. Cepilla el brazo izquierdo desde la mano hasta el hombro, y luego cepilla en círculos el pectoral izquierdo. Asegúrate de cepillar el brazo por todos los lados.

6. Repite el paso 5 con el brazo y el pectoral derechos.

7. Cepíllate la parte superior de la espalda, y luego baja por delante, detrás y los costados del torso. Recorre toda la superficie de la piel una vez.

8. Para la cara, utiliza un cepillo más suave. Comienza por el centro de la cara, y cepilla hacia el exterior. Cepilla hacia abajo los lados de la cara y el cuello.

9. Para finalizar, métete en la ducha. Sentirás un agradable hormigueo por todo tu cuerpo.

10. Lávate bien y sécate, y acumula la energía en el ombligo del siguiente modo. Comenzando por el ombligo, envía la energía en espiral hacia fuera en la dirección de las manecillas del reloj, haciendo 36 revoluciones. Cuando hayas completado estas revoluciones, haz la espiral hacia dentro en la dirección contraria a las manecillas del reloj, 24 veces, para terminar acumulando la energía en el ombligo.

Los baños solares

Expón tu cuerpo íntegramente para absorber vitamina D (*véase* fig. 4.5).

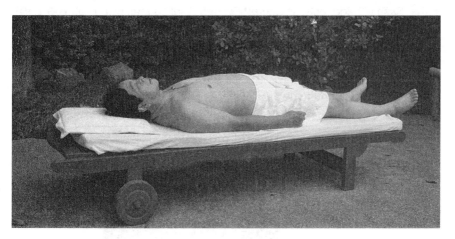

Fig. 4.5. Baño solar

1. Utiliza la meditación de la sonrisa interior para sonreír a tus órganos (*véase* capítulo 5).

2. Túmbate desnudo en un lugar apartado, absorbiendo el aire fresco y los rayos del sol durante 10 minutos a cada lado.

3. Convendrá que llegues hasta los 30 minutos de cada lado añadiendo 5 minutos cada día.

4. Acumula la energía en el ombligo. Haz los seis sonidos curativos. (*Véase* capítulo 5, donde se dan indicaciones sobre cómo realizar los seis sonidos curativos).

127

Limpieza del recto

Después de evacuar en el baño es un buen momento para limpiar el recto. Los hombres pueden masajear también la próstata en ese momento.

Para ello, necesitarás los siguientes elementos: un guante quirúrgico o un dedil de plástico, aceite de ricino y jabón de Castilla puro del Dr. Bronner.

1. Estando aún sentado en el inodoro después de la evacuación, ponte un dedil de plástico o un guante quirúrgico e introduce el dedo en el recto. Limpia bien el recto, masajeando la parte superior de las paredes de éste. De este modo estarás masajeando también la próstata.
2. Saca el dedo, pero sin quitarte el dedil o el guante, y pon sobre él aceite de ricino. Vuelve a introducir el dedo en el recto y límpialo de nuevo. La totalidad del proceso puede precisar varias rondas, dado que es probable que tengas ganas de evacuar de nuevo mientras lo haces.
3. Quítate el guante o dedil, y lávate las manos con jabón de Castilla puro.

Lavado facial con una esponja natural

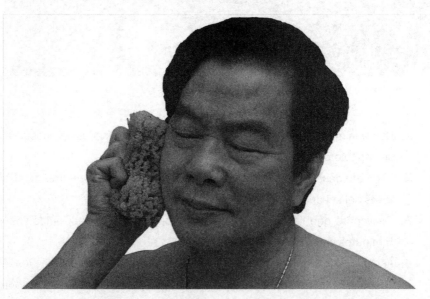

Fig. 4.6. Lavado facial con una esponja natural

Puedes lavarte la cara de este modo cada vez que sientas la piel tensa o reseca. Si se hace de manera regular, ayuda a prevenir la piel reseca y los signos del envejecimiento. Para ello, necesitarás una esponja marina natural y agua fría purificada.

1. Empapa la esponja en agua purificada y aplícatela en la cara (*véase* fig. 4.6), limpiando, frotando y masajeando con suavidad.
2. Cuando termines de lavarte la cara, no te seques. Deja que la piel se seque de forma natural para que absorba el agua purificada.

La limpieza celular

Mientras realizas la limpieza de colon, te sugerimos que hagas también, y al mismo tiempo, una limpieza celular con el fin de mejorar los resultados. Esta limpieza consta de un ayuno de entre 7 y 14 días, durante el cual sólo ingerirás caldos vegetales, así como determinadas hierbas y suplementos. Estos suplementos activarán la energía y los residuos en el organismo, de tal manera que se eliminarán con más facilidad por medio de las limpiezas de colon.

La limpieza celular es una técnica del pionero de la salud natural Victor Irons, quien la propuso hace más de noventa años. En este sistema se recomienda psyllium y bentonita oral para la limpieza de colon, así como tomar suplementos para fortalecer y reforzar las células. Juntos, los suplementos –incluidas la clorofila, las enzimas digestivas y los ácidos grasos esenciales– extraen las toxinas de las células y las depositan en los intestinos, de donde se pueden eliminar con facilidad. Después, el psyllium y la bentonita ayudan a desprender los desechos de las paredes del colon, lo cual facilita la eliminación de tu organismo de este material apelmazado. La bentonita es una arcilla de origen volcánico que posteriormente se filtró en la tierra para acumularse en capas o venas, de donde se extrae actualmente. Su beneficiosa acción se basa en tres elementos. En primer lugar, su abundante y variado contenido en minerales le proporciona una carga eléctrica negativa, la cual atrae partículas cargadas positivamente.

En el cuerpo humano, gran parte de los venenos tóxicos están cargados positivamente. En segundo lugar, las partículas de bentonita son diminutas, lo cual le da una gran superficie en proporción a su volumen. Esto le permite recoger partículas cargadas positivamente, como los desechos ácidos del organismo, en un número muy superior al de su propio peso. En tercer lugar, para conseguir el máximo de efectividad, la bentonita debe utilizarse en un estado de gel coloidal líquido. Para más información sobre dónde comprar bentonita coloidal y otros suplementos recomendados en este sistema de limpieza, *véase* la sección de recursos al final de este libro.

Las arcillas se vienen utilizando como medicinas naturales desde hace miles de años. El precursor en temas de nutrición, Weston A. Price, descubrió, por ejemplo, que los indígenas de Yucatán, en México, las utilizaban habitualmente. Ante cualquier corte, rasguño, abrasión o irritación, los indígenas se hacían una «torta de barro» con determinada arcilla y se la aplicaban en la zona afectada. Pero los pueblos del Yucatán también la utilizaban internamente. Cuando sentían que no estaban «en forma», recurrían a su arcilla especial, la mezclaban en una solución con agua y se la bebían. Esto parecía aliviar cualquier síntoma que pudiera presentarse, y en muchísimos casos estas gentes parecían vivir hasta una avanzada edad.

Se sabe también que pueblos indígenas de lugares tan diversos como los Andes, África Central y Australia ingerían también arcilla, y en muchos casos bañaban sus alimentos en arcilla para evitar los problemas estomacales.

La limpieza celular (con la limpieza de colon)

Se trata aquí de una limpieza celular a partir de un ayuno con líquidos que utiliza bentonita, psyllium y diversos suplementos durante un período de entre 7 y 14 días, junto con una limpieza de colon cada dos días para obtener mejores resultados. No debes comer nada durante los 7 a 14 días de la limpieza, pero puedes beber tés de hierbas o caldos vegetales.

Sin embargo, ten en cuenta que deberás consultar con tu médico, que será quien dictamine si puedes o no llevar a cabo tal limpieza. Si puedes hacerla, te recomendamos que la hagas entre dos y cuatro veces al año.

Necesitarás los siguientes elementos para llevarla a cabo: un frasco de medio litro, jugo de manzana, vinagre de sidra de manzana, miel, bentonita, cáscaras de semillas de psyllium y los suplementos que se relacionan en la tabla de la página que corresponda. Los sitios donde puedes comprar estos suplementos los puedes encontrar en la sección de recursos. También necesitarás las provisiones para la limpieza de colon relacionadas en la sección de recursos.

La limpieza consta de dos bebidas que se mezclan por separado. Bébetelas una detrás de otra cinco veces al día.

Primera bebida

Pon todos los ingredientes en un frasco, agítalo durante 15 segundos y toma la mezcla rápidamente.

60 ml de jugo de manzana, jugo de limón o jugo de lima para darle sabor
230 ml de agua pura
1 cucharada de bentonita coloidal
1 cucharadita de psyllium

Segunda bebida

Pon todos los ingredientes en el frasco de medio litro, agítalo y bébetelo rápidamente.

300 ml de agua pura
1 cucharada de vinagre de sidra de manzana u otro vinagre
1 cucharadita de miel o de sirope de arce puro

Suplementos

Junto con las dos bebidas depurativas, convendrá que tomes los suplementos 4 veces al día en los días establecidos, tal como se especifica en la tabla de la página que corresponda. Deberías espaciar la ingestión de las bebidas purificadoras y de los suplementos una hora y media. Por ejemplo, si tomas las bebidas a las 7 de la mañana, deberías tomar los suplementos a las 8:30.

Programa de suplementos (4 veces al día)			
	Día 1	Día 2	Días 3, 7, 14
Comprimidos de gel de clorofila	12	18	24
Comprimidos de vitamina C	200 mg	200 mg	800 mg
Comprimidos de enzima pancreática	6	6	6
Comprimidos de remolacha	2	2	2
Comprimidos dulse	1	1	1
Tabletas enzimáticas	2	2	2
Comprimidos de niacina	50 mg	100 mg	200 mg
Comprimidos de aceite de germen de trigo	1	1	1

La puerta delantera

El tracto urinario y los genitales

Para el tracto urinario, que incluye el pene, la próstata, los testículos, la vejiga y los riñones, la mayoría de las prácticas depurativas se centran en los riñones. Por el hecho de ser la fuente de la energía sexual, los riñones son un centro de energía vital que conviene mantener en buena salud. Para mantener los riñones limpios y en perfectas condiciones, los taoístas recomiendan tés de hierbas, purificadores vegetales y el masaje energético sexual de forma regular. Con todo esto te liberarás de cualquier desecho, bloqueo y acumulación de toxinas en el tracto urinario.

La limpieza de los riñones

Los riñones son extremadamente delicados, puesto que, al ser los órganos que filtran la sangre, se congestionan con facilidad. La deshidratación, una dieta pobre, una mala digestión, el estrés y un estilo de vida poco regular pueden contribuir a la formación de piedras en los riñones. Sin embargo, la mayor parte de la grasa, los cristales o piedras que pueden haber en los riñones son demasiado pequeños como para ser detectados mediante las modernas técnicas de diagnóstico, incluso por ultrasonidos o rayos X. Se las llama piedras «silenciosas», y la gente no parece preocuparse demasiado por ellas. Sin embargo, cuando se hacen grandes, pueden provocar molestias considerables, además de graves daños en los riñones y en el resto del organismo.

Para prevenir los problemas y las enfermedades renales, lo más conveniente es eliminar los cálculos de los riñones antes de que nos provoquen una crisis. Puedes detectar fácilmente la presencia de arenilla o de piedras en los riñones tirando de los párpados inferiores de los ojos en dirección a los pómulos. Cualquier bulto, protuberancia, granos rojos o blancos, o decoloración de la piel indica la presencia de arenilla o de cálculos renales.

Depuración herbal de los riñones

Las siguientes hierbas, tomadas a diario durante un período de 20 a 30 días, ayudan a disolver y eliminar todo tipo de piedras en los riñones, incluidos el ácido úrico, el ácido oxálico, los fosfatos y los cristales de aminoácidos. Si tienes un historial de cálculos renales, quizás tengas que repetir esta limpieza unas cuantas veces, en intervalos de seis semanas.

Mejorana (30 g)
Uña de gato (30 g)
Raíz de consuelda (30 g)
Semilla de hinojo (60 g)
Achicoria (60 g)
Uva de oso (60 g)
Raíz de hortensia (60 g)
Raíz de grava (60 g)
Raíz de malvavisco (60 g)
Hierba de vara de oro (60 g)

Instrucciones

1. Mezcla a conciencia todas las hierbas y mételas en un recipiente hermético. También puedes ponerlas en el frigorífico.

2. Antes de irte a la cama, pon 3 cucharadas de la mezcla de hierbas en una cantidad de agua equivalente a dos tazas. Tápalas y déjalas reposar toda la noche.

3. A la mañana siguiente, hierve la mezcla y luego fíltrala. (Si se te olvidó poner en remojo las hierbas la noche anterior, lleva a ebullición la mezcla por la mañana y déjala reposar a fuego lento durante 5 a 10 minutos antes de filtrarla).

4. Toma unos cuantos sorbos en cada ocasión, entre 6 y 8 veces a lo largo del día. Este té se puede tomar tanto caliente como frío, pero no lo conserves en el frigorífico, y tampoco le pongas azúcar ni endulzantes. Deja que transcurra al menos una hora después de comer antes de tomar los próximos sorbos.

5. Repite este procedimiento durante 20 días.

Si sientes molestias o rigidez en la zona inferior de la espalda, la razón es que los cristales de los cálculos renales están pasando a través de los conductos del sistema urinario.

Normalmente, la liberación de las piedras es gradual, y no cambia significativamente el color o la textura de la orina. Pero si adviertes un olor intenso, o si la orina se oscurece durante los días de esta limpieza, estará indicando que se está produciendo una liberación importante de toxinas en los riñones.

Nota: potencia el proceso y ayuda a los riñones durante esta limpieza bebiendo cantidades extra de agua, un mínimo de entre 6 y 8 vasos al día. Sin embargo, si la orina tiene un color amarillo oscuro, convendrá que bebas una cantidad de agua superior.

Limpieza de riñones con sopa de médula ósea

Prepara una sopa de médula ósea con los siguientes ingredientes y tómala de forma regular para mantener la salud renal.

Hueso de caña de vacuno con el tuétano (médula) expuesto

Algas (*hijiki* o *nori*)

Ajo

Verduras: zanahorias, cebollas, calabacín, apio, raíz de bardana, rábano *daikon*

Tónicos renales

Los siguientes preparados tonifican los riñones e incrementan su capacidad para filtrar las impurezas de la sangre.

- Jugo de arándano (sin azúcar) con una cantidad similar de agua purificada
- Jugo de 1 o 2 limones en agua purificada

La nutrición perfecta para la salud prostática

Las tres funciones primordiales de la alimentación son reconstruir los tejidos corporales, suministrar energía y preservar un medio adecuado en el cual puedan tener lugar los procesos bioquímicos del organismo. Para asegurarse de que todo esto se cumpla, convendrá seguir las doce reglas de la alimentación sana.

1. Come sólo cuando tengas hambre, y deja de comer cuando estés saciado.
2. Mantén el equilibrio adecuado de ácidos y alcalinos (bases), y de yin y yang.
3. Mastica bien la comida y mézclala a conciencia con la saliva.
4. Abstente de comer cuando estés disgustado o físicamente exhausto.
5. Ingiere los alimentos a temperatura ambiente.
6. Come a diario alimentos frescos, naturales y orgánicos, crudos y cocinados.
7. Haz un ayuno o sigue una dieta depurativa cuando sea necesario.
8. Combina la comida adecuadamente.

9. Abstente de hacer tareas que requieran fijar mucho la vista o un intenso trabajo intelectual antes, durante o después de las comidas.

10. Ingiere tu última comida al menos tres o cuatro horas antes de irte a la cama.

11. Mantén la alegría y la tranquilidad durante las comidas.

12. Sigue la ley de la moderación.

En nuestro libro *Cosmic Nutrition* (Destiny Books, 2012) desarrollamos extensamente las doce claves para una buena salud, junto con una amplia guía nutricional para la salud y la longevidad. Aquí nos centraremos en mantener una dieta basada en los alcalinos, necesaria para obtener unos resultados óptimos con los ejercicios del chi kung prostático.

El equilibrio ácido y alcalino

Para entender bien la importancia de los ácidos y los alcalinos, deberemos comprender primero bien el significado del pH, que es una medida de la concentración de iones de hidrógeno en la sangre, la orina y demás fluidos, y que se utiliza como indicador del equilibrio entre acidez y alcalinidad. Un pH de 7 (.0000001 átomo-gramos de iones de hidrógeno por litro) es la medida que se considera neutra, y es la medida del pH del agua pura. El extremo ácido de la escala del pH va de 1 a 7, mientras que el extremo alcalino va del 7 al 14. En el cuerpo humano, el hecho de que la sangre y la linfa sean ligeramente alcalinas es un requisito indispensable para una buena salud y una larga vida.

Los alimentos calificados como disolventes, como son las frutas jugosas, los jugos y las verduras sin almidón, son alcalinos. Por otra parte, los alimentos pesados son ácidos: alimentos proteínicos, almidones, grasas y azúcares; es decir, los frutos secos, las semillas y cereales, los quesos, el pan, las patatas, el arroz, los aceites, y frutas secas y dulces como los dátiles, la uva, los higos, las plátanos, etc.

Todas las frutas maduras reaccionan de manera alcalina dentro del organismo, neutralizando los venenos ácidos, el ácido úrico y la acidosis, que normalmente se generan por una dieta carnívora altamente proteínica. Por otra parte, según el maestro de chi kung, Jeff Primack, en su libro *Conquering Any Disease (Vencer cualquier enfermedad),* el ácido elágico, considerado un inhibidor del cáncer, se encuentra en cuarenta y seis frutas diferentes, siendo las frambuesas el alimento más rico en este ácido.

Los inhibidores del cáncer

En su libro *Conquering Any Disease,* Jeff Primack recomienda también otros alimentos para mantener una buena salud y prevenir el cáncer:

- Los espárragos, que cuentan con los más altos niveles de glutatión de todos los alimentos. El glutatión es una sustancia sin igual por su capacidad para eliminar venenos del organismo.
- Las semillas de calabaza, que contienen zinc, un mineral necesario para el correcto funcionamiento de la próstata.
- *Agaricus blazei,* un hongo cuyos beneficios para el sistema inmunológico son legendarios.
- Las judías negras facilitan el funcionamiento renal y ayudan en los trastornos sexuales.
- También se dice que las alubias rojas fortalecen los riñones, además de ser ricas en proteínas y ser un alimento que calienta y nutre.

Como afirma Lino Stanchion en su libro *Power Eating Program,* para la prevención del cáncer, los alimentos deben masticarse a conciencia para obtener los mejores resultados y beneficios. Además de fomentar un estado alcalino del organismo, masticar activa y equilibra las glándulas, desde la pituitaria y la tiroides hasta el páncreas, el bazo y las gónadas.

Otra posibilidad es la que sugiere Primack en *Conquering Any Disease* y en *Smoothie Formulas (Fórmula para batidos),* en el cual los alimentos se toman en forma de batidos, como el batido alcalinizador, cuya receta se ofrece a continuación.

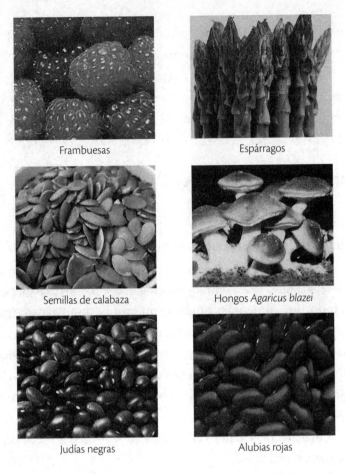

Frambuesas

Espárragos

Semillas de calabaza

Hongos *Agaricus blazei*

Judías negras

Alubias rojas

Fig. 4.7. Alimentos importantes para la salud prostática

Batido alcalinizador

Mezclar:

1½ vasos de agua destilada

3 tallos de apio orgánico

½ pepino orgánico

½ limón con su corteza blanca y semillas

1 manzana Fuji en rodajas, con piel y semillas

3 hojas de acelgas

1 nódulo de cilantro

5

Resumen del chi kung prostático

Los ejercicios y las prácticas que se ofrecen en este libro no buscan otra cosa que potenciar y sanar las energías sexuales del organismo a través del chi kung prostático para la prevención de cualquier tipo de cáncer de próstata, al tiempo que rejuvenecen la vitalidad sexual. Además de los ejercicios compendiados en la parte inferior, tu salud prostática mejorará también con la detox cósmica y las prácticas nutricionales que se detallan en el capítulo 4.

Sin embargo, convendría que procedieras con precaución y paciencia al realizar las prácticas del chi kung prostático, dejando que el cuerpo responda a su debido tiempo.

Prácticas diarias del chi kung prostático

1. La sonrisa interior
2. La órbita microcósmica
3. Los seis sonidos curativos
4. La respiración testicular
5. La compresión escrotal
6. El chi kung Camisa de Hierro
7. La respiración ósea
8. La compresión ósea
9. Incrementar la presión del *chi* y los riñones

10. La cerradura de poder
11. El masaje energético sexual
12. El levantamiento de pesas chi

Estas prácticas se describen aquí de forma condensada, para que puedas realizarlas utilizando estas páginas como líneas directrices, hasta que domines las fórmulas del chi kung prostático.

Preparación: La sonrisa interior y la órbita microcósmica

La energía de tu madre, aquella con la que se formó tu propio cuerpo, te llegaba a través del cordón umbilical, desde el ombligo bajaba al sacro, y luego se elevaba por la espina dorsal hasta la coronilla (canal gobernador), para después bajar por la parte delantera del cuerpo (canal funcional) hasta el ombligo de nuevo. Pues bien, en cuanto tomes conciencia de esta corriente de energía, podrás utilizarla para sanar cualquier bloqueo de la energía interna en tu organismo.

La meditación de la órbita microcósmica se inicia con la práctica conocida como la sonrisa interior, que atrae energía positiva hasta los órganos internos y las glándulas. Para realizar ambos ejercicios, siéntate en el borde de una silla con las manos entrelazadas y los ojos cerrados. Ambas descripciones de estos ejercicios, con todo lujo de detalles, se pueden encontrar en *La sonrisa interior* (Ediciones Obelisco, 2009) y en *Amor curativo a través del Tao* (Editorial Mirach, 1993).

La sonrisa interior

Línea frontal: el canal funcional
1. Toma conciencia de la energía cósmica de la sonrisa, que se halla delante de ti, y llévala hasta los ojos a través de la respiración.
2. Deja que la energía de la sonrisa se introduzca en el punto del entrecejo.

Deja que fluya por tu nariz y tus mejillas, y no le impidas que eleve las comisuras de tus labios, mientras posas la lengua en el paladar.

3. Haz descender la sonrisa por el cuello, la garganta, la tiroides, la paratiroides y el timo (*véase* fig. 5.1).

4. Sonríe en tu corazón, y siente cómo la alegría y el amor se extienden desde ahí hasta los pulmones, el hígado, el bazo, el páncreas, los riñones y los genitales.

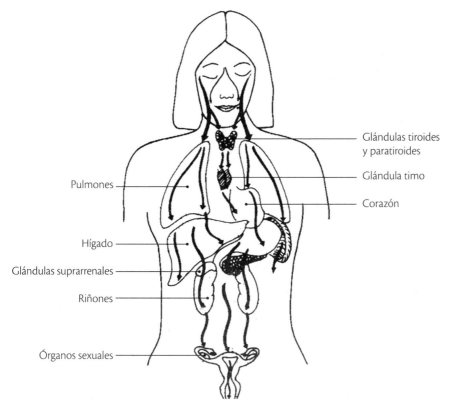

Fig. 5.1. Sonrisa de la línea frontal: principales órganos vitales

Línea media: el aparato digestivo

1. Lleva la energía de la sonrisa hasta los ojos, y luego bájala a la boca.

2. Traga saliva mientras llevas la sonrisa hasta el estómago, el intestino delgado (duodeno, yeyuno e íleon), el intestino grueso (colon ascendente, colon transverso y colon descendente), el recto y el ano (*véase* fig. 5.2).

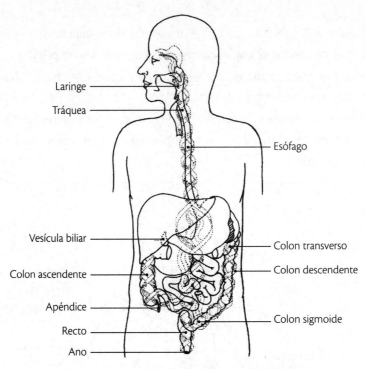

Laringe

Tráquea

Esófago

Vesícula biliar

Colon ascendente

Apéndice

Recto

Ano

Colon transverso

Colon descendente

Colon sigmoide

Fig. 5.2. Sonrisa de la línea media: aparato digestivo

Línea posterior: el canal gobernador

1. Sonríe, y entorna los ojos hacia arriba, como si miraras al punto del entrecejo y la glándula pituitaria.

2. Dirige tu sonrisa hacia la tercera recámara, una pequeña cavidad que se halla en el centro de tu cerebro (*véase* fig. 5.3). Siente cómo la recámara se expande y crece con una luz dorada que resplandece a través del cerebro.

3. Sonríe en el tálamo, la glándula pineal (recámara de cristal) y los hemisferios izquierdo y derecho del cerebro.

4. Sonríe en el mesencéfalo, el cerebro medio, y luego en la base del cráneo.

5. Haz descender la sonrisa hasta las siete vértebras cervicales, las doce vértebras torácicas, las cinco vértebras lumbares y finalmente hasta el sacro y el cóccix.

6. Reaviva la cálida y reconfortante energía de la sonrisa en tus ojos, y luego sonríe sucesivamente en las líneas frontal, media y posterior. Ahora,

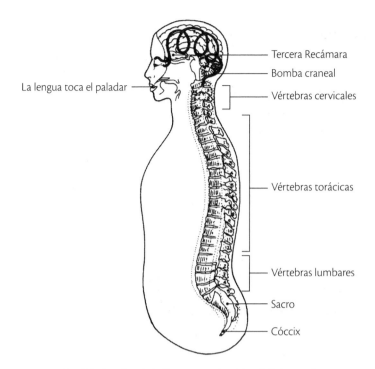

La lengua toca el paladar

Tercera Recámara
Bomba craneal
Vértebras cervicales

Vértebras torácicas

Vértebras lumbares

Sacro

Cóccix

Fig. 5.3. Sonrisa de la línea posterior: Canal Gobernador

hazlas todas a la vez, y siente como si te bañaras bajo una refrescante cascada, o bajo los resplandecientes rayos de sol de la energía cósmica... sonrisas, alegría y amor.

Acumula la energía en el ombligo

1. Reúne toda la energía de la sonrisa en la zona del ombligo –alrededor de 4 centímetros en el interior de tu cuerpo. Haz girar en espiral esa energía con la mente o con las manos, desde el punto central hacia el exterior. (No vayas más allá del diafragma ni por debajo del hueso púbico).

2. Los hombres hacen 36 revoluciones en espiral en el sentido de las agujas del reloj, y luego hacen 24 revoluciones en sentido contrario, devolviendo la energía hacia el centro. Finaliza almacenando la energía en el ombligo.

La órbita microcósmica

1. Después de llevar la energía de la sonrisa por todo tu cuerpo, recoge la energía en el ombligo.

2. Mientras tocas con la lengua el paladar, deja que la energía fluya hasta el centro sexual.

3. Lleva la energía desde el centro sexual hasta el perineo.

4. Eleva la energía desde el perineo hasta el sacro.

5. Lleva la energía ahora hasta el Ming Men, en la espalda, el punto opuesto al ombligo.

6. Haz subir la energía hasta la vértebra T11.

7. Impulsa la energía ahora hasta la base del cráneo.

8. Lleva la energía hasta la coronilla y hazla circular.

9. Haz descender la energía desde la coronilla hasta el entrecejo.

10. Baja la energía a través de la lengua hasta el centro de la garganta.

11. Sigue haciendo descender la energía desde la garganta hasta el centro del corazón.

12. Lleva la energía ahora hasta el plexo solar.

13. Haz descender la energía hasta el ombligo de nuevo.

14. Haz circular la energía a través de esta secuencia completa al menos 9 o 10 veces (*véase* fig. 5.4).

15. Acumula la energía en el ombligo, y cúbretelo con las palmas de ambas manos, la mano izquierda sobre la derecha. Acumula la energía y, mentalmente, haz que gire en espiral hacia fuera desde el ombligo en la dirección de las manecillas del reloj, haciendo 36 revoluciones. Cuando hayas completado estos giros, haz que gire en espiral hacia dentro en sentido contrario 24 veces, acumulando y almacenando finalmente la energía en el ombligo.

Los seis sonidos curativos

Los seis sonidos curativos se producen subvocalmente y se corresponden con cinco órganos concretos: los pulmones, los riñones, el hígado, el

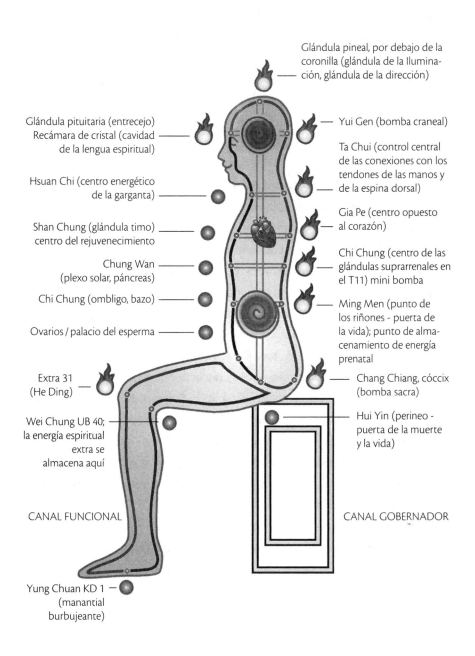

Glándula pineal, por debajo de la coronilla (glándula de la Ilumina-ción, glándula de la dirección)

Glándula pituitaria (entrecejo) Recámara de cristal (cavidad de la lengua espiritual)

Hsuan Chi (centro energético de la garganta)

Shan Chung (glándula timo) centro del rejuvenecimiento

Chung Wan (plexo solar, páncreas)

Chi Chung (ombligo, bazo)

Ovarios / palacio del esperma

Extra 31 (He Ding)

Wei Chung UB 40; la energía espiritual extra se almacena aquí

CANAL FUNCIONAL

Yung Chuan KD 1 (manantial burbujeante)

Yui Gen (bomba craneal)

Ta Chui (control central de las conexiones con los tendones de las manos y de la espina dorsal)

Gia Pe (centro opuesto al corazón)

Chi Chung (centro de las glándulas suprarrenales en el T11) mini bomba

Ming Men (punto de los riñones - puerta de la vida); punto de alma-cenamiento de energía prenatal

Chang Chiang, cóccix (bomba sacra)

Hui Yin (perineo - puerta de la muerte y la vida)

CANAL GOBERNADOR

Fig. 5.4. La energía circulando por la órbita microcósmica

corazón y el bazo. El sexto sonido es el «triple calentador», que distribuye por igual la energía en todo el organismo. Cada sonido genera su propia energía para potenciar y depurar el sistema interno. Los seis sonidos y sus posturas correspondientes desaceleran el organismo tras los ejercicios y eliminan el exceso de calor acumulado en las zonas vitales. Una descripción completa de esta práctica se puede encontrar en *The Six Healing Sounds* (Destiny Books, 2009).[6]

El ejercicio de los pulmones: el primer sonido curativo

Los pulmones están relacionados con el intestino grueso, el elemento metal, el otoño, la sequedad, el color blanco, el sabor acre, la nariz, el sentido del olfato y la piel, así como con la tristeza, la pena, el coraje y la justicia.

1. Sentado en una silla, con los ojos abiertos, descansa las manos sobre los muslos, con las palmas hacia arriba.

2. Respira lenta y profundamente, y lleva tu consciencia a los pulmones. Inspira y eleva los brazos hasta que las manos se encuentren al nivel de los ojos, entonces rota las palmas hacia dentro y continúa elevándolas por encima de la cabeza (*véase* fig. 5.5). Siente toda la longitud de tus brazos en los hombros, y siente los pulmones y el pecho abiertos.

3. Junta los dientes y haz el sonido pulmonar «sss-s-s-s-s» de forma lenta y uniforme mientras exhalas (*véase* fig. 5.6). Imagina que los pulmones exhalan un aire oscuro y turbio, que expulsan el exceso de calor y energías negativas, la tristeza, el dolor, la pena...

4. Baja lentamente las manos hasta los pulmones, y luego hasta tu regazo, con las palmas hacia arriba. Inspira luz blanca y pura, así como la cualidad de la rectitud, la honradez. Cierra los ojos y sonríe a tus pulmones, imaginando que sigues haciendo el sonido pulmonar. Repite estos pasos entre 3 y 6 veces.

---

6. También se pueden encontrar, en castellano, en la tercera parte del libro de Mantak Chia y Dena Saxer, *Sabiduría emocional*, publicado por Ediciones Obelisco en 2010. *(N. del T.)*

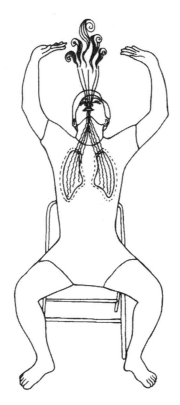

Fig. 5.5. El ejercicio de los pulmones

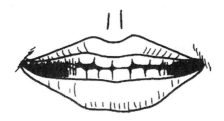

Fig. 5.6. El sonido de los pulmones: sss-s-s-s-s-s

El ejercicio de los riñones: el segundo sonido curativo

Los riñones están relacionados con la vejiga urinaria, el elemento agua, el invierno, el frío, el color azul, el sabor salado, los oídos, la audición y los huesos, así como con el miedo y la dulzura, la delicadeza, el cuidado.

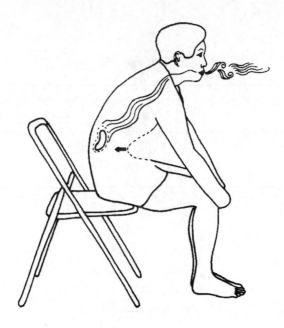

Fig. 5.7. El ejercicio de los riñones

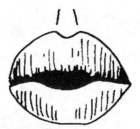

Fig. 5.8. El sonido de los riñones: chu-u-u-u

1. Respira lenta y profundamente, y lleva la consciencia a los riñones. Inclí-nate hacia delante y entrelaza las manos alrededor de las rodillas (*véase* fig. 5.7). Tira hacia atrás de los brazos. Sentirás cómo se estira la espal-da a la altura de los riñones. Levanta la cabeza.

2. Redondea los labios y haz el sonido de los riñones, «chu-u-u-u», mientras tiras de la parte media de tu abdomen hacia la espina dorsal (*véase* fig. 5.8). Imagina que expulsas un aire oscuro y turbio, acompañado del exceso de calor que pueda haber quedado; expulsas la humedad, las energías negativas, el miedo.

3. Inspira ahora un aire azul brillante, así como la cualidad de la delicadeza, la dulzura. Separa las piernas y posa las manos sobre los muslos con las palmas hacia arriba. Cierra los ojos y sonríe a tus riñones, imaginando que sigues haciendo el sonido renal. Repite estos pasos entre 3 y 6 veces.

El ejercicio del hígado: el tercer sonido curativo

El hígado está relacionado con la vesícula biliar, el elemento madera, la primavera, la humedad, el color verde, el sabor agrio, los ojos y la vista, así como con la ira, la agresividad, la bondad y el perdón.

1. Respira lenta y profundamente, tomando conciencia del hígado y de su conexión con los ojos. Comenzando con los brazos a los lados, con las

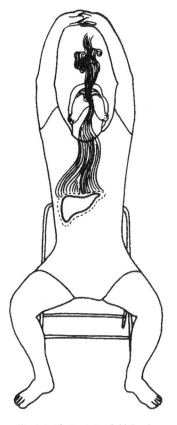

Fig. 5.9. El ejercicio del hígado

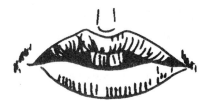

Fig. 5.10. El sonido del hígado: sh-h-h-h-h-h-h

palmas hacia fuera, traza un arco lentamente con los brazos hacia arriba, por encima de la cabeza, siguiéndolos con la vista (*véase* fig. 5.9). Después, entrelaza los dedos y empuja las palmas de las manos hacia el techo, sintiendo la tensión en los brazos y los hombros. Inclínate ligeramente hacia la izquierda.

2. Abre los ojos de par en par y exhala subvocalmente el sonido «sh-h-h-h-h-h» (*véase* fig. 5.10), mientras expulsas un aire oscuro y turbio, impregnado del exceso de calor y de la ira.

3. Empuja los talones de ambas manos hacia fuera mientras bajas los hombros, y luego pon las manos en el regazo con las palmas hacia arriba. Inspira una energía verde brillante junto con la cualidad de la bondad. Deja que esa energía llene tu hígado, mientras cierras los ojos y le sonríes. Repite estos pasos entre 3 y 6 veces.

El ejercicio del corazón: el cuarto sonido curativo

El corazón está relacionado con el intestino delgado, el elemento fuego, el verano, el calor, el color rojo, el sabor amargo, la lengua y la palabra, así como con la alegría, el honor, el amor, la creatividad y el entusiasmo.

1. Respira lenta y profundamente, mientras centras tu conciencia en el corazón. Comenzando con las palmas de las manos en el regazo, inspira y traza sendos arcos con los brazos hasta situarlos por encima de la cabeza, entrelaza los dedos y empuja las palmas hacia el techo, al igual que hiciste en el ejercicio hepático (*véase* fig. 5.11); pero, en esta ocasión, inclínate ligeramente hacia la derecha.

2. Abre la boca, redondea los labios y exhala subvocalmente el sonido «hau-u-u-u-u-u» (*véase* fig. 5.12), mientras expulsas una energía oscura y turbia, junto con cualquier exceso de calor, impaciencia, arrogancia o crueldad.

3. Empuja las palmas de las manos hacia el exterior, y luego posa las manos en el regazo con las palmas hacia arriba. Inspira una energía roja brillante junto con sus cualidades de alegría, amor y respeto. Sonríele a tu corazón. Repite estos pasos entre 3 y 6 veces.

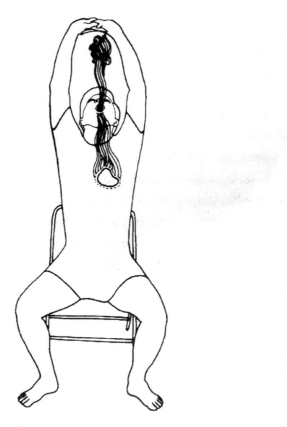

Fig. 5.11. El ejercicio del corazón

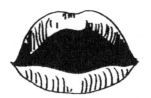

Fig. 5.12. El sonido del corazón: hau-u-u-u-u-u

El ejercicio del bazo: el quinto sonido curativo

El bazo está relacionado con el estómago y el páncreas, el elemento tierra, el veranillo de san Martín, la humedad, el sabor dulce, el color amarillo, la boca y el sabor, así como con la preocupación, la compasión, el equilibrio y la apertura.

1. Respira lenta y profundamente, centrando tu conciencia en el bazo. Inspira y pon los dedos de ambas manos por debajo de la caja torácica, a la izquierda, justo por debajo del esternón (*véase* fig. 5.13). Presiona con los dedos hacia dentro, mientras empujas la parte media de la espalda hacia fuera.

2. Redondea los labios y exhala haciendo el sonido del bazo, «hu-u-u-u-u-u», desde las cuerdas vocales (*véase* fig. 5.14). Expulsa cualquier exceso de calor, humedad, preocupación o pena.

3. Respira una luz amarilla brillante y llévala hasta el bazo, el estómago y el páncreas, llenándolos de justicia, compasión y equilibrio. Baja las manos lentamente hasta el regazo, con las palmas hacia arriba, y sonríe al bazo. Repite estos pasos entre 3 y 6 veces.

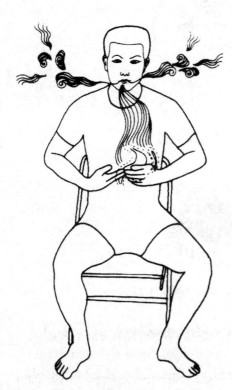

Fig. 5.13. El ejercicio del bazo

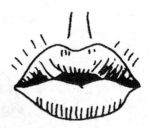

Fig. 5.14. El sonido del bazo: hu-u-u-u-u

El ejercicio del triple calentador: el sexto sonido curativo

El triple calentador consta del calentador superior (caliente: incluye el cerebro, el cuello, el timo, el corazón y los pulmones), el calentador medio (templado: incluye el hígado, el estómago y el bazo) y el calentador inferior (frío: incluye los intestinos, los riñones y los genitales).

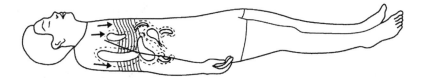

Fig. 5.15. El ejercicio del triple calentador

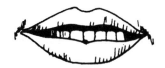

Fig. 5.16. El sonido del triple calentador: hi-i-i-i-i-i-i

1. Échate sobre la espalda, cierra los ojos y respira profundamente (*véase* fig. 5.15). Inspira profundamente en los tres calentadores.

2. Exhala con el sonido «hi-i-i-i-i-i-i», haciéndolo subvocalmente (*véase* fig. 5.16). Imagina que un gran rodillo presionara la parte alta de tu pecho para hacer salir el aire, y que luego bajara rodando hasta la zona inferior del abdomen. Imagina que tu pecho y tu abdomen se quedan planos, mientras te sientes ligero, resplandeciente y vacío.

3. Reposa respirando normalmente, y luego repite estos pasos entre 3 y 6 veces.

La respiración testicular y la compresión escrotal

Estos dos ejercicios del amor curativo recanalizan la energía sexual para sanar el sistema interno. Una descripción completa de ellos se puede encontrar en el libro *Nei Kung de la médula ósea* (Editorial Sirio, 2001).

La respiración testicular

1. Sentado: el escroto cuelga libre; palmas de las manos en las rodillas; barbilla hacia dentro; cabeza erguida.

2. De pie: las manos en los costados; pies separados a la anchura de los hombros.

3. Tumbado sobre el lado derecho: almohada levantando la cabeza; dedos de la mano derecha delante de la oreja derecha, con el pulgar por detrás de la oreja; mano izquierda sobre el muslo izquierdo; pierna derecha estirada; pierna izquierda doblada.

4. Lengua en el paladar; cierra los ojos; sé consciente de los testículos. Inspira lentamente por la nariz y empuja hacia arriba los testículos. Aguanta el aire y exhala lentamente, bajando los testículos y sintiendo energía fría en el escroto. Repite 9 veces.

5. Sucesivamente, inspira y empuja hacia arriba, aguanta y, finalmente, exhala y baja, cuenta 9 cada vez: al palacio del esperma, sacro, T11, almohada de jade en la base del cráneo, y coronilla.

6. En la coronilla, espiral de energía en tu cerebro, 9-36 veces dirección manecillas, luego 9-36 veces dirección opuesta. Deja que la energía descienda al tercer ojo, lengua, garganta, corazón, plexo solar y ombligo. Acumula la energía en el ombligo.

La compresión escrotal

1. Sentado en el borde de una silla con los testículos colgando fuera del borde, o bien practica en posición de pie.

2. Inspira profundamente y comprime la energía en una bola de energía (*chi*) imaginaria en el plexo solar; haz que ruede hacia abajo hasta el ombligo, la región pélvica y el escroto.

3. Contrae los músculos abdominales hacia abajo y compacta y comprime el *chi* en el escroto todo el tiempo que puedas. Aprieta el ano y tensa el perineo para impedir la pérdida de energía.

4. Mientras mantienes la compresión, mantén la lengua pegada al paladar; traga profundamente, hasta el centro sexual.

5. Exhala. Haz unas cuantas inspiraciones breves, metiendo y sacando el abdomen inferior (respiración de fuelle) hasta que puedas respirar normalmente. Relájate por completo.

6. Repite 3-9 veces hasta que sientas calor en testículos.

7. Acumula la energía en el ombligo y haz la respiración ósea.

Chi kung Camisa de Hierro

Las posturas Camisa de Hierro aseguran un correcto alineamiento de la estructura corporal, y si se practican con la técnica de compresión Camisa de Hierro, podemos desarrollar un cuerpo Camisa de Hierro en el que los órganos vitales estén protegidos. Simplemente adoptando y comprimiendo las posturas Camisa de Hierro durante cinco o diez minutos al día, arraigarás en la tierra y desarrollarás un cuerpo fuerte, capaz de vivir durante cientos de años. Aquí sólo ofrecemos la primera de las posturas Camisa de Hierro, abrazar el árbol. Las descripciones completas de todas las posturas se pueden encontrar en el libro *Chi Kung Camisa de Hierro* (Editorial Sirio, 2011).

Abrazar el árbol

Además de con la compresión esta postura se utiliza con la respiración ósea, la compresión ósea y el levantamiento de pesas chi (*véase* fig. 5.17).

1. Pies separados a la anchura de los hombros y los nueve puntos de los pies en contacto con la tierra.

2. Inclina el sacro hacia atrás, curva las escápulas, hunde el pecho y mete la barbilla.

3. Extiende los brazos como si estuvieras rodeando con ellos un árbol. Mantén los pulgares hacia arriba, los meñiques hacia abajo y el resto de los dedos juntos.

4. Respira a través del punto del entrecejo, fijando la mirada en las palmas de las manos. Siente la energía a unos 4 centímetros por debajo del ombligo.

Respiración abdominal inferior

1. Inspira y lleva el aire a la zona que hay por debajo del ombligo. Siente cómo el aire se precipita en tus pulmones cuando el diafragma cae. Siente cómo se expanden el abdomen inferior y el perineo en todas direcciones.

2. Exhala con fuerza a través de la nariz, sintiendo como si una bola rodara por tu pecho en sentido ascendente. Hunde el esternón y aprieta con él el timo, mientras tiras hacia arriba el ano y los genitales. Alisa el abdomen y llévalo hacia la espina dorsal. Repite ambos pasos entre 9 y 18 veces.

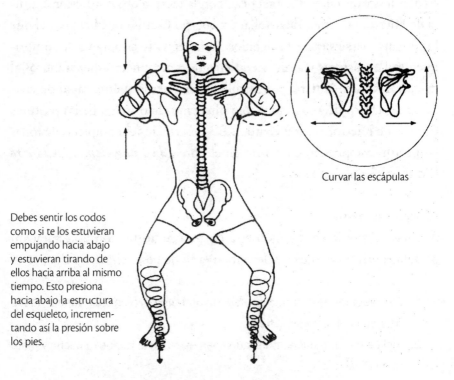

Curvar las escápulas

Debes sentir los codos como si te los estuvieran empujando hacia abajo y estuvieran tirando de ellos hacia arriba al mismo tiempo. Esto presiona hacia abajo la estructura del esqueleto, incrementando así la presión sobre los pies.

Fig. 5.17. Postura de abrazar el árbol, visión frontal

Proceso de compresión Camisa de Hierro: primera fase

Durante la compresión del *chi*, cada vez que inspires deberás hacerlo dando pequeños sorbos de aire, de tal modo que inhalarás muchas veces antes de exhalar.

1. Contrae el perineo y haz una pequeña inspiración, tirando de los genitales hacia arriba. Inspira de nuevo y tira de la parte izquierda del ano. Comprime con *chi* el riñón y la glándula suprarrenal izquierdos. Inspira un poco más y contrae el lado derecho del ano, y luego comprime con *chi* el riñón derecho y la glándula suprarrenal derecha.

2. Haz girar en espiral la energía en el ombligo. Hazla circular hacia fuera desde el ombligo 9 veces, en la dirección de las manecillas del reloj, y luego 9 veces más en dirección contraria, para volverla a introducir en el centro del ombligo. Haz espirales con los ojos al mismo tiempo.

3. Empuja la parte superior del abdomen hacia la espina dorsal, e inspira con la parte inferior del abdomen. Tira hacia arriba de los órganos sexuales y de los diafragmas pélvico y urogenital, condensando la energía en una bola de *chi* en el abdomen inferior.

4. Inspira un poco más, tirando del perineo hacia arriba, mientras comprimes el *chi* en una bola en la zona del perineo. Aguanta la respiración tanto tiempo como te resulte cómodo.

5. Exhala y relaja todo el cuerpo. Envía la energía hacia abajo, a través de las piernas, hasta que se introduzca en la tierra.

Proceso de compresión Camisa de Hierro: segunda fase

1. Presiona el suelo con los dedos y las plantas de los pies. Toma una breve inspiración, mientras tiras de la energía de la tierra para que entre por las plantas de los pies. Lleva esa energía hacia arriba, hasta los órganos sexuales, los diafragmas urogenital y pélvico, los lados derecho e izquierdo del ano, los riñones y el diafragma inferior. Haz espirales con los ojos y con la energía en KD 1 (en las plantas de los pies): haz 9 giros en espiral en la dirección de las manecillas del reloj desde KD 1 hacia fuera, hasta alcanzar un diámetro de alrededor de 8 centímetros, y luego vuelve a introducir la energía en KD 1, en espiral, 9 veces, en dirección contraria.

2. Inspira y lleva la energía desde los pies hasta las rodillas. Bloquea las rótulas y tensa las piernas girando las rodillas hacia el exterior. Sentirás las piernas como si fueran tornillos que se estuvieran insertando en el suelo. La energía se acumula en las rodillas.

3. Inspira y tira de los genitales y del ano hacia arriba, llevando el *chi* desde las rodillas hasta los glúteos, y luego hasta el perineo. Inspira y comprime más *chi* en el perineo. Siente cómo la energía desciende desde el ombligo hasta el perineo, y cómo sube desde la tierra hasta el perineo.

4. Exhala y acompasa tu respiración con la respiración abdominal. Relájate y sonríe a tus órganos, y luego practica la respiración ósea.

Proceso de compresión Camisa de Hierro: tercera fase

1. Comprime *chi* en los riñones, y luego haz una bola de *chi* en el ombligo y llévala hasta el perineo. Empuja la bola de *chi* hasta el suelo, y luego vuélvela a subir a través de las plantas de los pies hasta el perineo, juntándose allí con la energía del ombligo. Acompasa tu respiración.

2. Exhala y alisa el abdomen. Inspira un breve sorbo de aire mientras tiras hacia arriba de la parte posterior del ano para llevar el *chi* hasta el sacro. Activa la bomba sacra mediante un ligero movimiento del sacro, escondiéndolo debajo, sin mover las caderas.

3. Lleva más de esa energía de los riñones desde KD 1 hasta el cóccix y el sacro. Inspira, tirando hacia arriba del ano y comprimiendo *chi* en los riñones. Ahora, haz girar la energía en espiral en el sacro. Gira 9 veces hacia fuera en la dirección de las manecillas del reloj, hasta un diámetro de 8 centímetros. Luego, haz otros 9 giros en dirección contraria para devolver la energía al sacro. Siente cómo el *chi* se acumula en el sacro.

4. Inspira hasta el T11. Empuja hacia atrás el T11 y las glándulas suprarrenales, enderezando la curvatura de la parte inferior de la espalda para activar un poco más la bomba sacra. Haz girar en espiral la energía en el T11; 9 veces hacia fuera, en el sentido de las agujas del reloj, hasta un diámetro de 8 centímetros, y luego 9 veces hacia dentro en dirección contraria, hasta el centro de T11. Siente cómo el sacro y el T11 se funden en un único canal.

5. Inspira y tira del *chi* desde el T11 hasta el C7. Empuja desde el esternón para inclinar hacia atrás el C7. Mete la barbilla, aprieta los dientes y los huesos de las sienes, y presiona con la lengua el paladar (*véase* fig. 5.18). Cuando sientas que las energías empujan en C7, activa la bom-

ba craneal. Haz círculos con la energía en C7; 9 veces hacia fuera en la dirección de las manecillas del reloj, hasta un diámetro de 8 centímetros, y luego 9 veces hacia dentro en dirección contraria.

6. Exhala un poco, si lo necesitas, y luego inspira y lleva el *chi* hasta C1 (la almohada de jade). Haz girar la energía en espiral en C1, 9 veces hacia fuera en la dirección habitual y 9 veces hacia dentro, en dirección opuesta, hasta que el *chi* se haya desarrollado allí.

7. Inspira hasta la coronilla, hasta la sede de la glándula pineal. Mira hacia arriba, por el entrecejo, para ayudar a impulsar el *chi* hasta la coronilla. Haz girar el *chi* 9 veces en la dirección habitual, hacia fuera, y luego 9 veces hacia dentro en dirección opuesta.

8. Tira hacia arriba y exhala. Haz respiración abdominal para acompasar tu respiración. Presiona con la lengua el paladar, y lleva la energía desde la coronilla hasta el tercer ojo; después hasta el paladar, la garganta, el centro cardíaco y el plexo solar. Haz girar la energía en espiral en el plexo solar; 9 veces en la dirección horaria, hacia fuera, y 9 veces hacia dentro en dirección contraria. Lleva la energía hasta el ombligo.

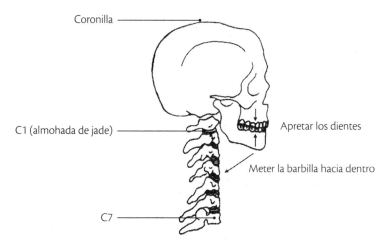

Inspira y sube la energía hasta C7. Inclina el cuello hacia atrás y haz circular la energía 9 veces en dirección de las manecillas del reloj y 9 veces en dirección contraria. Inspira de nuevo y lleva la energía hasta la C1, en la base del cráneo. Haz circular la energía 9 veces en la dirección de las manecillas del reloj y 9 veces en dirección contraria. Inspira, y lleva la energía hasta la coronilla.

Fig. 5.18. Proceso de compresión Camisa de Hierro, tercera fase

La respiración ósea y la compresión ósea

Los huesos son sumamente porosos, y siempre están «respirando». Los poros permiten el paso del oxígeno, la sangre y los alimentos a través de los huesos, del mismo modo que una esponja absorbe y libera agua. La respiración ósea lleva el *chi* desde el exterior hasta los huesos, a través de la piel, los músculos y los tendones. Una vez se ha introducido energía del exterior en una zona en concreto, se utiliza la compresión ósea para, con la energía combinada en los huesos, quemar la grasa de la médula, facilitando así la regeneración medular. Se pueden encontrar instrucciones detalladas, paso a paso, sobre la respiración ósea y la compresión ósea, junto con otra información relativa a sus beneficios para la salud, en el libro *Nei Kung de la médula ósea* (Editorial Sirio, 2001).

Mientras que la respiración ósea es un proceso mental, que se utiliza junto con ciclos respiratorios prolongados y suaves, la compresión ósea es un proceso físico de contracción muscular mediante el cual se fuerza a que el *chi* entre en los huesos. Esta energía se utiliza como complemento de la energía sexual previamente almacenada, que se libera en el organismo a través del masaje energético sexual y el levantamiento de pesas chi.

Estas técnicas deberían de realizarse en un principio en posición sentada, hasta que seas capaz de absorber la energía estando de pie, en la postura de abrazar el árbol.

La respiración ósea

Antes de comenzar con el ejercicio de la respiración ósea, convendría que tuvieras la certeza de que la órbita microcósmica está libre de cualquier bloqueo. Así pues, regula tu respiración y, a continuación, haz circular la energía varias veces a través de la órbita microcósmica.

1. Genera una sensación de frescor en los dedos de una de tus manos. Inspira, y atrae energías externas cálidas a esa mano a través de los dedos. Haz lo mismo con la otra mano. Exhala y libera la energía.

2. Tira hacia arriba ligeramente de los genitales mientras inspiras *chi* y lo haces ascender hasta los huesos cúbito y radio, en el antebrazo. Practica primero en cada brazo por separado, y luego con los dos al mismo tiempo. Exhala y libera.

3. Aplica el mismo procedimiento a la parte superior de los brazos, llevando el *chi* hasta ambos húmeros. Exhala y libera la energía. Acuérdate de tirar de la energía e introducirla con más fuerza cada vez que inspires, con lo cual accederás cada vez a más zonas en cada miembro.

4. Lleva el *chi* a través de las escápulas y las clavículas hasta el punto C7 y el cráneo, pero no lo dejes allí. Combínalo en T11 con la energía que asciende desde las piernas o bien almacénalo en el ombligo.

5. Genera una sensación de frescor en los dedos de uno de tus pies. Inspira e introduce en él, a través de los dedos, las energías cálidas del exterior. Haz lo mismo con el otro pie. Exhala y libera la energía.

6. Tira hacia arriba de los genitales ligeramente mientras inspiras e introduces el *chi* hasta los huesos de la tibia y el peroné, en la pierna. Si lo consideras necesario, practica con cada pierna por separado, y, a continuación, introduce el *chi* en ambas piernas a la vez. Después, exhala y libera.

7. Con cada respiración, lleva el *chi* cada vez más arriba, hasta el fémur, las caderas y, finalmente, el sacro. Exhala, pero conserva en esas zonas la energía que has introducido a través de la respiración.

8. Si optas por combinar los procedimientos de brazos y piernas, no lleves la energía al cráneo desde los brazos directamente. Mejor será que la combines con la energía que llega desde las piernas en el centro de la espina dorsal. En primer lugar, inspira para introducir energía en ambas manos y pies simultáneamente. Haz ascender el *chi* hasta los hombros y las escápulas a través de los brazos, y hasta los muslos y la cadera a través de las piernas. Combina esta energía en mitad de la espina dorsal una vez haya alcanzado el sacro y las escápulas desde sus respectivos orígenes. Desde el centro de la espina dorsal, lleva la energía hasta la cabeza, y luego haz que baje por la espina hasta el punto donde comienzan las costillas. Exhala si lo necesitas.

9. Lleva la energía hacia fuera con la respiración a través de las doce costillas, abarcando toda la caja torácica de delante atrás, y recombina el *chi* en el esternón. Respira en el esternón, y luego exhala.

La compresión ósea

1. Realiza los mismos pasos que con la respiración ósea, pero conservando el *chi* y haciéndolo girar en espiral a lo largo de brazos y piernas. Inspira, tira hacia arriba de la región del perineo y haz subir la energía en espiral, desde los dedos de manos y pies, a lo largo de brazos y piernas, hasta que se encuentren en el centro de la espina dorsal.

2. Una vez combinada la energía externa de ambas fuentes en el centro de la espina, expande el *chi* hacia fuera a través de las costillas, haciendo espirales hasta llegar al esternón.

3. Sabrás que has alcanzado el máximo de capacidad del organismo cuando ya no puedas introducir más *chi* a través de los brazos. Entonces, comienza a comprimir el *chi*, condensándolo en el mismo espacio en el que la energía se haya acumulado.

4. Contrae los músculos de manos y brazos con cada respiración, y aguanta la respiración con cada contracción.

5. Exhala al tiempo que liberas la contracción muscular. Cuando liberes, utiliza la mente para absorber energía en los huesos a través de los poros de la piel. Durante los períodos de descanso, la sensación de absorber energía a través de la piel debería llegar a sentirse en todo el cuerpo. Deberías sentir huesos, músculos y tendones como si estuvieran envueltos en algodón.

6. Al cabo de un rato de práctica, siente la sensación en el interior de tus huesos. Si tienes mucha grasa, la sensación será de mucho calor, debido a que la grasa ha comenzado a quemarse.

7. Convendrá que practiques con la lengua pegada al paladar, porque así la energía comenzará a moverse a través de la órbita microcósmica. El hecho de tocar con la lengua el paladar permite que la energía fluya en círculo, subiendo por la espina dorsal y bajando por la parte delantera del cuerpo.

Incrementar la presión del *chi* y los riñones

Estos dos ejercicios, presentados en el capítulo 3, deberían realizarse antes de la cerradura de poder y del levantamiento de pesas chi. Se puede encontrar una descripción detallada en el libro *Nei Kung de la Médula Ósea* (Editorial Sirio, 2001).

Incrementar la presión del *chi*
1. Pon los dedos corazón de ambas manos a unos 4 centímetros por debajo del ombligo.
2. Concéntrate en el tan tien inferior mientras inspiras *chi* y lo llevas allí, expandiendo el punto con la presión resultante.

Incrementar la presión de los riñones
1. Adopta la postura del caballo, con los pies a una distancia un poco mayor que la de los hombros. Frótate las manos hasta que se calienten, y luego aplica ese calor a los riñones, colocando las palmas cargadas de energía sobre ellos, en la espalda.
2. Inclina ligeramente la parte superior del cuerpo hacia delante mientras inspiras, y tira hacia arriba de las partes derecha e izquierda del ano mientras llevas el *chi* hasta los riñones.
3. Exhala, y desinfla los riñones.
4. Sigue esta secuencia hasta 36 veces, y termina calentándote las manos y poniéndotelas de nuevo en los riñones.

La cerradura de poder

Se pueden encontrar más detalles acerca de este ejercicio en el capítulo 1 de este libro, y hallarás una descripción completa en *Nei Kung de la médula ósea* (Editorial Sirio, 2001).

La cerradura de poder

1. Siéntate y pon las plantas de los pies en completo contacto con el suelo. Estimúlate el bastón de jade y dirige la energía sexual hacia los testículos y la próstata.

2. Cuando estés cerca del orgasmo, inspira profundamente por la nariz y, al mismo tiempo, aprieta los dientes y los puños, haz una garra con los pies, tensa la bomba craneal en la nuca y presiona con fuerza la lengua contra el paladar.

3. Inspira de nuevo, tomando un breve sorbo de aire, tirando hacia arriba del ano y la región genital, especialmente de la parte delantera del perineo. Aguanta la respiración y, después, haz otra breve inspiración. Aguanta el aliento de nuevo, mientras contraes y empujas hacia abajo la parte delantera del ano, impulsando la energía para acumularla en el perineo.

4. Inspira sin exhalar, y luego aprieta y levanta la región sexual 9 veces, manteniendo la energía en la parte delantera del perineo. Exhala y relaja todos los músculos del cuerpo.

5. Repite los pasos 1 a 3 de nuevo, pero esta vez continúa impulsando la energía hacia arriba, a través del perineo, hasta que llegue al cóccix y el sacro. Contrae las partes media y trasera del ano mientras haces esto. Arquea el sacro hacia atrás y afuera para activar la bomba sacra. Mantén la energía allí e inspira entre 3 y 9 veces, haciendo contracciones que empujen la energía hacia arriba desde los órganos sexuales. Luego, exhala y relájate.

6. Repite los pasos 1 a 3 de nuevo, llevando ahora la energía sexual a través del perineo y el sacro hasta el T11. Mantén la energía en el T11, y luego añade energía del palacio del esperma inspirando y contrayendo 9 veces sin exhalar. Finalmente, exhala y relájate, dirigiendo mentalmente la energía desde el palacio del esperma hasta el T11.

7. Repite los pasos 1 a 3 otra vez, llevando la energía hasta el C7. En el C7, empuja la parte superior del esternón hacia atrás, hacia la espina dorsal, para incrementar el bombeo de energía y activar el timo.

8. Repite los mismos pasos nuevamente, pero esta vez lleva la energía hasta la almohada de jade. Para activar allí la bomba craneal, mete la barbi-

lla hacia dentro. Aprieta los dientes, contrae la parte trasera del cráneo y aprieta con la lengua fuertemente contra el paladar para incrementar la acción de bombeo.

9. Repite de nuevo, llevando ahora la energía hasta la coronilla. Gira los ojos y todos tus sentidos a la parte superior del cráneo, y presiona con fuerza la lengua contra el paladar. Haz 9 contracciones intensas y sigue inspirando, empujando cada vez la energía desde el palacio del esperma hasta la coronilla. Utilizando la mente, los ojos y todos tus sentidos, haz girar la energía en espiral en la coronilla, entre 9 y 36 veces, en la dirección de las manecillas del reloj, y luego en dirección contraria.

10. Descansa y deja que la energía entre en tu cerebro. Después, deja que la energía sobrante discurra hacia abajo, a través del canal funcional, hasta el punto del entrecejo, la nariz, la garganta, el centro cardíaco, el plexo solar y el ombligo.

El masaje de paño y el masaje energético sexual

El masaje energético sexual viene precedido por el masaje de paño, que cumple la función de activar el ching chi. Abajo tienes los resúmenes de ambas prácticas, presentadas en el capítulo 2 de este libro, si bien tienes una descripción más completa de ambos ejercicios en el libro *Nei Kung de la Médula Ósea* (Editorial Sirio, 2001).

Preparación: el masaje de paño
Masajea los genitales, el perineo y el sacro con un paño de seda. Masajea en círculos alrededor de los genitales 36 veces en la dirección de las manecillas del reloj, y luego 36 veces en dirección contraria. Sentirás tus testículos relajados y llenos de *chi*.

El masaje energético sexual
Frótate las manos vigorosamente para calentarlas antes de realizar los siguientes pasos.

1. Masaje de los testículos con los dedos: inspira *chi* en los testículos y sostén un testículo en cada mano, con los pulgares en la parte superior y el resto de los dedos por debajo de ellos. Suavemente, presiona los testículos con los pulgares, y luego masajea con ellos todo el testículo: 36 veces en círculos en la dirección de las manecillas del reloj y 36 veces en dirección contraria. Utiliza los dedos para hacer rodar los testículos contra los pulgares, que son los que hacen el masaje. Hazlos girar adelante y atrás 36 veces.

2. Masaje de los testículos con las palmas: caliéntate las manos, y luego aguántate los testículos con la mano izquierda en forma de copa, mientras apartas el pene a un lado con el dorso de la mano derecha. Presiona ligeramente los testículos con ambas palmas de las manos, y luego frótalos con cuidado con la palma izquierda –36 veces en la dirección de las manecillas del reloj y 36 veces en dirección contraria–. Caliéntate las manos de nuevo, y luego invierte las posiciones de las manos, masajeando ahora con la mano derecha, 36 veces en cada dirección. Lleva la energía hacia arriba.

3. Frotamiento de elongación de los conductos: caliéntate las manos y, a continuación, aguántate cada testículo con cada una de las manos formando una copa. Utiliza los pulgares y los índices para masajear suavemente los conductos. Comienza por la base de los testículos, frotando los conductos adelante y atrás. Sigue masajeando los conductos seminales en dirección al cuerpo, y luego invierte el sentido. Lleva la energía a la órbita microcósmica.

4. Masaje de estiramiento de los conductos: sostén ambos conductos entre el pulgar y el índice de cada mano. Frota suavemente con los pulgares hacia el centro, y utiliza los índices para estirar hacia fuera los testículos, estirando así los conductos. Hazlo 36 veces, masajeando los testículos con las palmas de las manos entre una ronda y otra. Lleva la energía hacia arriba.

5. Estiramiento de los tendones del escroto y el pene: circunda la base del pene con el pulgar y el índice, mientras con el resto de dedos rodeas los testículos. Poco a poco, tira de tus órganos sexuales hacia abajo, hacia el

extremo del pene, mientras tiras de los órganos internos hacia arriba; en primer lugar, tira recto hacia abajo con la mano, y luego abajo nuevamente a izquierda y derecha igual número de veces. Simultáneamente, tira hacia arriba de los órganos internos desde el perineo. Aguanta durante unos instantes y luego suelta. Finalmente, tira de los genitales hacia abajo con un movimiento circular, entre 9 y 36 veces en la dirección de las manecillas del reloj, y luego en dirección contraria. Lleva la energía hacia arriba.

6. Masaje del pene: utiliza el pulgar y el índice de ambas manos para aguantar la base del pene desde ambos lados. Masajea el pene a lo largo siguiendo tres líneas, desde la base hasta la punta y regresando atrás. Masajea cada línea arriba y abajo 36 veces.

7. Golpeteo de testículos: de pie y con las piernas abiertas, inspira *chi* en los testículos, tirando de ellos ligeramente hacia arriba, y aguanta la respiración. Aprieta los dientes mientras contraes el perineo y el ano. Aparta el pene levantándolo con la mano izquierda, y golpetea ligeramente con las yemas de los dedos de la mano derecha sobre el testículo derecho. Golpetea en series de 6, 7 o 9. Exhala, descansa y haz subir la energía por la espina dorsal. Luego cambia de manos y repite con el testículo izquierdo.

Levantamiento de pesas chi con los ejercicios de preparación y conclusión

Debemos recordar a nuestros lectores que el levantamiento de pesas chi se incluye en este libro para documentar el procedimiento como guía para profesores y alumnos ya formados en el tao de la sanación universal, y que en modo alguno se ofrece para la práctica por parte de alumnos principiantes. El tao de la sanación universal no se hace responsable de ningún lector de este libro que intente hacer el levantamiento de pesas chi sin haber recibido previamente formación. Se puede encontrar una descripción más completa en el libro *Nei Kung de la Médula Ósea* (Editorial Sirio, 2001).

Preparación para el levantamiento de pesas chi

Como medida preventiva, el levantamiento de pesas chi se debería de hacer siempre después de realizar los siguientes ejercicios:

1. Incrementar la presión del *chi*: practica entre 9 y 81 veces.
2. Incrementar la presión de los riñones: practica entre 6 y 36 veces.
3. Ejercicio de la cerradura de poder: dos o tres veces hasta la coronilla.
4. Masaje de paño del centro sexual, el perineo y el sacro.
5. Masaje energético sexual:
   a. Masaje de los testículos con los dedos
   b. Masaje de los testículos con las palmas
   c. Frotamiento de elongación de los conductos
   d. Masaje de estiramiento de los conductos
   e. Estiramiento de los tendones del escroto y el pene
   f. Masaje de pene
   g. Golpeteo de testículos

Levantamiento de pesas chi

1. Prepara las pesas en el suelo o en una silla.
2. Dobla el paño y átalo en torno al pene y los testículos. A continuación, ata uno de los extremos del paño a las pesas.
3. Aguanta las pesas o el paño con las manos mientras te pones de pie para adoptar la posición de levantamiento de pesas. Comprueba el peso con los dedos índice y corazón antes de soltar el peso.
4. Mientras compruebas el peso con los dedos, tira hacia arriba las partes derecha e izquierda del ano hacia el riñón derecho e izquierdo, respectivamente, y contrae el perineo.
5. Si sientes que las pesas no son excesivamente pesadas, suelta poco a poco el paño, y aguanta el peso con los genitales.
6. Balancea la pesa entre 30 y 60 veces, inspirando cada vez que empujas hacia arriba para balancear las pesas hacia delante. Exhala cuando las pesas se desplacen hacia atrás.

7. En primer lugar, levanta las pesas desde cada estación de la órbita microcósmica.

8. Descansa mientras aguantas el peso con las manos, o bien coloca las pesas sobre una superficie elevada, como una silla o una mesa. (Quizás prefieras soltar las pesas mientras descansas, para luego volver a sujetártelas cuando vayas a reanudar el ejercicio). Acumula la energía en el ombligo durante el período de descanso.

9. Suavemente, suelta las pesas entre tus piernas una vez más para levantarlas con el poder de los órganos y las glándulas, comenzando por los riñones.

10. Deja las pesas sobre la silla o en el suelo, y suelta el paño del aparato de las pesas. Finalmente, desátate el paño de los genitales.

Ejercicios de conclusión

1. Ejercicio de la cerradura de poder: 2 o 3 veces, subiendo la energía hasta la coronilla.

2. Masaje de paño del centro sexual, el perineo y el sacro.

3. Masaje energético sexual: repite al menos 2 o 3 veces las técnicas del masaje energético sexual para recuperar bien la circulación de la sangre en el centro sexual y ayudar a disipar cualquier coágulo que pudiera haberse formado.

4. Realiza al menos 2 o 3 de los seis sonidos curativos, especialmente los del corazón y de los pulmones. Pero recuerda que todos ellos son valiosos si dispones de tiempo para hacer la serie completa.

5. Practica la meditación de la órbita microcósmica durante varios minutos. Junto con esta meditación, también puedes practicar la respiración ósea. Utiliza la mente para absorber el ching chi liberado en los huesos.

Con estos ejercicios del chi kung prostático, ahora dispones de la oportunidad de sanar y de equilibrarte tú mismo. Que el tao sea contigo.

Recursos y lecturas recomendadas

En esta sección ofrecemos una relación de recursos sobre los suplementos depurativos e instrumentos para la limpieza de colon que hemos recomendado en este libro. También encontrarás más información sobre el equilibrio ácido-alcalino en la dieta y algunos suplementos nutricionales recomendados. Además, ofrecemos una lista de libros de lectura recomendada por si quieres profundizar en los temas tratados en este volumen.

Suplementos depurativos e instrumentos para la limpieza de colon

Bernard Jensen International

1255 Linda Vista Drive
San Marcos, CA 92078
Teléfono: (+1) 760-471-9977
Fax: (+1) 760-471-9989
E-mail: info@bernardjensen.com
Website: www.bernardjensen.com

Bernard Jensen International ofrece una amplia variedad de suplementos naturales y productos depurativos, entre los que se incluyen tablas e instrumentos para la limpieza de colon. A continuación ofrecemos una relación de algunos de sus suplementos, pero visita su página web si quieres conocer toda su gama de productos.

Niacina

La niacina o ácido nicotínico, una vitamina del complejo B soluble en agua, además de un agente hiperlipidémico, es un ácido piridino-3-carboxílico. Se ofrece en forma de un polvo blanco, cristalino, escasamente soluble en agua. La niacina es esencial para la producción energética a nivel celular, y ayuda a mantener un adecuado funcionamiento metabólico. Se utiliza para reducir los niveles de colesterol LDL (el «malo») o de los triglicéridos en la sangre en determinados pacientes. Se puede usar en combinación con la dieta o con otras medicinas, y también se aplica para otros trastornos que deberá determinar el médico. Su eficacia estriba en que reduce la cantidad de determinada proteína que cumple un papel primordial en la formación del colesterol en el organismo.

Dulse de Nueva Escocia (Comprimidos Dulse)

El dulse de Nueva Escocia es un alga marina que constituye una fuente natural de vitaminas esenciales, iones, sal marina y fibra. Cosechada en las frías aguas del Atlántico Norte, esta alga se seca posteriormente al sol para conservar sus nutrientes naturales. Cada comprimido proporciona una gran variedad de vitaminas, minerales, proteínas y oligoelementos esenciales, tal como la naturaleza los ofrece. Estos comprimidos proporcionan el sodio necesario para extraer los desechos de las células en la limpieza celular.

Vitamina C

Esta tableta contiene vitamina C derivada del jugo deshidratado de bayas de acerola y de naranja silvestre de España, alimentos que proporcionan vitaminas del complejo C (es decir, bioflavonoides y otros nutrientes sinérgicos), factores que no se hallan presentes en los suplementos que utilizan ácido ascórbico (la forma química de la vitamina C). Esta vitamina C tiene el equivalente a 100 miligramos de ácido ascórbico por dosis, proporcionando un 110 % de la cantidad diaria recomendada. Con todo, conviene tomar varias dosis pequeñas de vitamina C a lo largo del día, dado que el organismo utiliza esta vitamina constantemente. Las tabletas masticables son ideales para este propósito, ya que ofrecen una absorción rápida y fácil de vitaminas naturales del complejo C.

Colema Boards of California, Inc.

P.O. Box 1879
Cottonwood, CA 96022
Llamada gratuita: (+1) 800-745-2446
Teléfono: (+1) 530-347-5700
Fax: (+1) 530-347-2336
E-mail: info@colema.com
Website: www.colema.com

El mejor lugar donde conseguir instrumentos Colema para la limpieza de colon. Esta empresa ofrece también una amplia variedad de suplementos y de productos depurativos para la limpieza de colon.

V. E. Irons, Inc.

P.O. Box 34710
North Kansas City, MO 64116
Llamada gratuita: (+1) 800-544-8147
Teléfono: (+1) 816-221-3719
Fax: (+1) 816-221-1272
E-mail: info@veirons.com
Website: www.veirons.com

V. E. Irons es la sede de los Productos Vit-Ra-Tox, además de elaborar suplementos de alimentos integrales de gran calidad desde 1946. A continuación ofrecemos una breve lista de algunos de los productos de V. E. Irons, pero visita su página si quieres una información más completa.

DESINTOXICANTE (BENTONITA)

Se trata de un potente desintoxicante natural derivado de la bentonita, una arcilla volcánica rica en minerales. El ingrediente activo es la montmorillonita, un silicato de aluminio hidratado que es capaz de absorber hasta cuarenta veces su propio peso en sustancias de carga positiva que se hallan presentes en el tracto digestivo. Dado que la montmorillonita tiene unas propiedades absorbentes tan importantes y no se digiere, lo que hace es aglutinar material para su posterior excreción. Por otra parte, se complementa a la perfección con el depurador intestinal. Ambas sustancias, mezcladas en jugo, constituyen una magnífica bebida purificadora que ofrece, además, los beneficios de la fibra, puesto que el psyllium tiene fibra soluble e insoluble.

DEPURADOR INTESTINAL (PSYLLIUM)

El depurador intestinal viene en forma de un polvo finamente molido de cáscara y semilla de psyllium importado. Debido a su contenido, principalmente fibra, y sin laxantes ni estimulantes a base de hierbas, se puede utilizar a diario para favorecer el peristaltismo intestinal. El psyllium ejerce una acción hidrófila (le encanta el agua) que ablanda la mucosidad endurecida que recubre la pared del intestino, lo cual facilita su eliminación. El depurador intestinal y el desintoxicante se complementan a la perfección y se pueden combinar para obtener los mejores resultados en la desintoxicación del tracto digestivo.

FASTING PLUS (SUPLEMENTO DE ENZIMAS)

Nunca antes había estado tan extendido el uso de antiácidos y de medicamentos gástricos para aliviar la indigestión, productos que bloquean los procesos digestivos naturales del organismo. Sin embargo, este suplemento enzimático facilita la digestión, al proporcionar enzimas digestivas naturales que descomponen los alimentos y estimulan la asimilación de nutrientes. Cada comprimido contiene dos capas de enzimas digestivas. La capa externa contiene pepsina, que convierte las proteínas en aminoácidos solubles, proteasas y peptonas. La pepsina se activa gracias al bajo pH del estómago, de ahí que las personas que padecen cierta deficiencia de ácidos gástricos se beneficien enormemente de ella. El interior del comprimido se activa en el intestino delgado, y contiene agentes digestivos naturales: sales biliares bovinas, que promueven la absorción de lípidos y activan la lipasa pancreática (una enzima que digiere las grasas), la amilasa (para los almidones) y las proteasas (para las proteínas), además de la tirosina, la quimotripsina y otras enzimas proteolíticas. Dado que el interior de comprimido está pensado para su acción en el intestino, estas pastillas deben tragarse sin disolver.

GreenLife (cápsulas de gel de clorofila)
GreenLife es un alimento cien por cien vegetal que contiene un 92 % de extractos de jugos deshidratados de cereales orgánicos: cebada, avena, centeno y trigo (que no han sido tratados con insecticidas ni fertilizantes químicos); y un 8 % de papaína, remolacha y algas marinas. Los cereales se cosechan en una fase temprana, cuando el crecimiento es rápido y la mayor parte de los nutrientes se hallan en las briznas. GreenLife es un producto concentrado, que conserva su equilibrio natural y lo convierte en un suplemento completo en cualquier tipo de alimentación. Carece de toxicidad alguna, sea cual sea la cantidad ingerida, y equilibra las deficiencias nutricionales producidas por el consumo de alimentos procesados y desvitalizados.

Pro-Gest (enzimas pancreáticas vegetarianas)
El ingrediente activo del Pro-Gest es la papaína, que es un derivado de la fruta de la papaya. La papaína es una enzima proteolítica natural que descompone las proteínas y promueve una sana digestión. Otros de sus ingredientes son la harina de semillas de papaya, rábano negro ruso y clorhidrato de betaína, sobre una base de jugo deshidratado de remolacha orgánica –el mismo polvo que se utiliza para los

comprimidos de jugo de planta de remolacha integral. El clorhidrato de betaína actúa como complemento del ácido clorhídrico natural del estómago.

ACEITE DE GERMEN DE TRIGO/ACEITE DE LINAZA

Las cápsulas de aceite de germen de trigo contienen un 73 % de aceite de germen de trigo, una magnífica fuente de vitamina E, y un 27 % de aceite de linaza, una fuente rica de ácidos grasos esenciales no saturados entre los que se incluyen el ácido alfa-linolénico, el omega-6 y el omega-3. La vitamina E es un componente esencial en la dieta, necesaria por su actividad antioxidante en las membranas, además de regenerar otros antioxidantes celulares (como el selenio y el glutatión) una vez se oxidan. Los ácidos grasos esenciales también son necesarios en la dieta, pues son los precursores de muchas hormonas y de compuestos metabólicamente activos. La vitamina natural E que existe en los alimentos se destruye durante la cocción y durante el procesamiento de los alimentos debido al calor, la luz, el aire o el frío de la congelación. Por ejemplo, los cereales pierden hasta un 80 % de su contenido en vitamina E cuando son molidos, mientras que los aceites vegetales procesados comercialmente son bajos en vitamina E. Todo esto hace evidente la necesidad de ingerir suplementos de vitamina E natural en la dieta moderna.

COMPRIMIDOS DE JUGO DE PLANTA DE REMOLACHA INTEGRAL

Las remolachas que se utilizan en este producto proceden de cultivos orgánicos. Para hacer los comprimidos, se elabora un jugo con toda la planta de la remolacha (hojas, tallos y raíces) para, posteriormente, deshidratar al vacío el extracto a bajas temperaturas, con el fin de conservar la máxima cantidad de enzimas, vitaminas y minerales. A diferencia de las fuentes inorgánicas de hierro, el organismo asimila el hierro de la raíz de remolacha con suma facilidad por encontrarse en un complejo orgánico. Las remolachas contienen también potasio, magnesio, fósforo, calcio, azufre, yodo, vitaminas y multitud de minerales.

Dieta con pH equilibrado

Página web: www.thealkalinediet.org
Proporciona amplia información sobre el equilibrio ácido/alcalino, listas de alimentos y recursos para ampliar información.

Página web: www.trans4mind.com/nutrition/pH.html
Incluye instrucciones sobre cómo hacer pruebas de orina y saliva, y tablas de alimentos, además de ofrecer información científica sobre la química del pH de los alimentos.

Lecturas recomendadas

CHIA, M.: *The Alchemy of Sexual Energy,* Rochester, VT, Destiny Books, 2009.

—: *Basic Practices of the Universal Healing Tao,* Rochester, VT, Destiny Books, 2013.

—: *Nei Kung de la médula ósea,* Málaga, Editorial Sirio, 2001.

—: *Automasaje chi,* Málaga, Editorial Sirio, 2013.

—: *Detox cósmica*, Madrid, Editorial EDAF, 2015.

—: *Cosmic Nutrition,* Rochester, VT, Destiny Books, 2012.

—: *Amor curativo a través del Tao,* Madrid: Editorial Mirach, 1993.

—: *La sonrisa interior,* Barcelona, Ediciones Obelisco, 2009.

—: *Chi Kung, Camisa de Hierro,* Málaga, Editorial Sirio, 2011.

—: *Reflexología sexual,* Madrid, Neo Person, 2003.

—: *The Six Healing Sounds,* Rochester, VT, Destiny Books, 2009.

—: *El Chi Kung de la sabiduría,* Barcelona, Ediciones Obelisco, 2009.

—: *Sabiduría emocional,* Barcelona, Ediciones Obelisco, 2010.

PRIMACK, J.: *Conquering Any Disease,* Sunny Isles Beach, Florida, Press On Qi Productions, 2008.

—: *Smoothie Formulas,* Sunny Isles Beach, Florida, Press On Qi Productions, 2008.

STANCHION, L.: *Power Eating Program,* Asheville, North Carolina, Healthy Products, 1989.

Acerca de los autores

Mantak Chia

Mantak Chia comenzó a estudiar durante su infancia el enfoque taoísta de la vida. Su dominio sobre estos antiguos conocimientos, potenciado con el estudio de otras disciplinas, le han llevado a desarrollar el sistema del tao de la sanación universal, que actualmente se enseña en todo el mundo.

Mantak Chia nació en Tailandia, hijo de padres chinos, en 1944. A la edad de seis años, aprendió de unos monjes budistas el modo de sentarse y «tranquilizar la mente». En la escuela aprendió el boxeo tradicional thai, y no tardó mucho en lograr también unas habilidades considerables en el aikido, el yoga y el taichí. Sin embargo, se implicó seriamente en el estudio de la forma de vida taoísta cuando estudiaba en Hong Kong. Con el tiempo, alcanzaría el magisterio en una amplia variedad de disciplinas esotéricas bajo la dirección de varios maestros, entre los que se encontraban el maestro I Yun, el maestro Meugi, el maestro Cheng Yao Lun y el maestro Pan Yu. Para comprender mejor los mecanismos subyacentes a la energía curativa, estudiaría posteriormente anatomía y ciencias médicas occidentales.

El maestro Chia ha enseñado su sistema de sanación y sus prácticas energéticas a decenas de miles de estudiantes, y ha formado a más de dos mil profesores y profesionales en todo el mundo, fundando centros para el estudio y la formación en el pensamiento taoísta por todo el planeta. En junio de 1990, fue galardonado por el Congreso Internacional de Medicina China y Qi Gong (chi kung), que le nombró Maestro de Qi Gong del Año.

William U. Wei

William U. Wei nació cuando acabó la Segunda Guerra Mundial y creció en el Medio Oeste de Estados Unidos. Instruido inicialmente en la religión católica, Wei se convertiría años después en estudiante del tao, poniéndose bajo la dirección del maestro Mantak Chia a principios de la década de 1980. A finales de esta misma década se convertiría en instructor superior del tao de la sanación universal, especializándose en el entrenamiento individualizado. A principios de la década de 1990, William Wei se trasladó al Jardín del Tao, en Tailandia, y ayudó al maestro Mantak Chia a construir el Centro de Formación Taoísta Jardín del Tao. Durante seis años, William viajó por más de treinta países, enseñando con el maestro Mantak Chia y cumpliendo el papel de coordinador de marketing y construcción del Jardín del Tao. En diciembre de 2000, cuando concluyeron los trabajos de este centro, se convirtió en director de proyectos de todas las publicaciones y productos del tao universal. Tras la adquisición de una montaña con cuatro cascadas en el sur de Oregón, Estados Unidos, a finales de la década de 1990, William Wei se encuentra ahora terminando el Santuario de la Montaña Taoísta para el cultivo personal, las prácticas del más elevado nivel y la ascensión. William Wei ha escrito, junto con el maestro Mantak Chia, *Reflexología sexual*, *Living in the Tao* y un libro de poesía taoísta con 366 poemas diarios, *Emerald River*, que expresa el sentimiento, la esencia y la calma del tao. William U. Wei, conocido también como Wei Tzu, es el pseudónimo literario de este instructor, que sólo busca permanecer en el anonimato para seguir siendo una brizna de hierba en el campo.

El Sistema del tao de la sanación universal y su centro de formación

El Sistema del tao de la sanación universal

El objetivo último de la práctica taoísta es trascender los límites físicos mediante el desarrollo del alma y el espíritu, y éste es también el principio que guía el tao de la sanación universal, un sistema práctico de desarrollo personal que permite al individuo evolucionar armónicamente sus cuerpos físico, mental y espiritual. A través de una serie de ejercicios meditativos y de energía interior desarrollados en la antigua China, la persona promueve su energía física, se libera de tensiones, mejora su salud, aprende defensa personal y desarrolla la habilidad de sanarse a sí misma y a los demás. Durante el proceso, un proceso en el cual se crean unos fundamentos sólidos para la salud y el bienestar físico, el practicante establece también las bases para desarrollar su potencial espiritual, aprendiendo el modo de aprovechar las energías naturales del Sol, la Luna, la Tierra, las estrellas y otras fuerzas de su entorno.

Las prácticas del tao de la sanación universal se derivan de técnicas muy antiguas que tienen sus raíces en los procesos de la naturaleza. Estos ejercicios se recogieron y se integraron en un sistema coherente y sencillo que opera directamente con la fuerza vital, o *chi*, que fluye a través de los meridianos del cuerpo.

El maestro Chia ha dedicado muchos años al desarrollo y el perfeccionamiento de estas técnicas con el fin de transmitir las prácticas tradicionales taoístas a estudiantes de todo el mundo mediante cursos, talleres, instrucción privada y sesiones curativas, así como a través de libros, vídeos y audios. Para más información, visita nuestra página web en www.universal-tao.com.

El centro de formación del tao de la sanación universal

El Centro de Formación Jardín del Tao, en el norte de Tailandia, es el hogar del maestro Chia, además de ser la sede de las actividades del tao de la sanación universal. Este centro de formación, de salud holística y bienestar se halla situado en un terreno de algo más de 32 hectáreas, en las estribaciones del Himalaya, cerca de la histórica ciudad amurallada de Chiang Mai. En el sereno entorno del centro hay jardines de flores y de hierbas naturales, ideales para la meditación, pabellones al aire libre para practicar chi kung y un saludable spa. El centro ofrece cursos a lo largo de todo el año, así como retiros de verano e invierno. Puede albergar hasta a doscientos alumnos y alumnas, y pueden acordarse también actividades de grupo. Para más información sobre cursos, libros, productos y demás recursos del tao de la sanación universal, *véase*:

Universal Healing Tao Center
274 Moo 7, Luang Nua, Doi Saket, Chiang Mai, 50220 Thailand
Tel: (+66) (53) 495-596   Fax: (+66) (53) 495-852
E-mail: universaltao@universal-tao.com
Página web: www.universal-tao.com

Para información sobre retiros y sobre el spa, contacta con:
Tao Garden Health Spa and Resort
E-mail: info@tao-garden.com, taogarden@hotmail.com
Página web: www.tao-garden.com

Buen Chi • Buen Corazón • Buenas Intenciones

Índice analítico

Índice

Con mucho Cariño Y Aprecio
A mi Suegro.
en esta navidad. 2018
Y deceartote una Feliz
Año Nueno - 2019